Dr. Angela Fetzner

Reiki -
Heilen
durch
Handauflegen

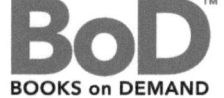

BOOKS on DEMAND

Qualität & Kompetenz
im Zeichen des Mörsers
von Ihrer Apothekerin

Dr. Angela Fetzner

Reiki - Heilen durch Handauflegen

Von
Dr. Angela Fetzner

Bibliografische Information
der Deutschen Nationalbibliothek
Die Deutsche Nationalbibliothek verzeichnet
diese Publikation in der Deutschen National-
bibliografie; detaillierte bibliografische Daten
sind im Internet über http://dnb.dnb.de abrufbar.

Published 2017 by Dr. Angela Raab
alle Veröffenlichungsrechte vorbehalten
2. Auflage 2018

Herstellung und Verlag:	BoD
	Books on Demand,
	Norderstedt
Umschlaggestaltung:	Michael Raab
Foto:	© wavebreakmedia
	shutterstock.com
Buchsatz:	Michael Raab
Gesetzt in:	Palatino 11pt
	Calibri 11pt

ISBN 9783744809177

Inhaltsverzeichnis

„Gerade heute ärgere Dich nicht.

Gerade heute sorge Dich nicht.

Gerade heute sei mit Dankbarkeit erfüllt.

Gerade heute arbeite ehrlich und hart.

Gerade heute sei freundlich zu allen Wesen."
(Mikao Usui, 1865-1926, Wiederentdecker der Reiki-Lehre)

Prolog

Reiki ist eine Form des Handauflegens, die auf körperlicher, seelischer und geistiger Ebene wirkt. Reiki ist in den letzten Jahren immer beliebter geworden, da es leicht erlernbar ist, dabei aber hochwirkungsvoll in allen Lebensbereichen eingesetzt werden kann. Bei Reiki geht es in erster Linie darum, die Selbstheilungskräfte zu stärken und dem Körper den richtigen Weg zur Harmonisierung zu weisen.

Dieses Handbuch informiert über Grundlagen und geschichtliche Hintergründe des Reiki. Weiter werden alle Positionen und Techniken zur (Selbst-)Behandlung sowie Kurzbehandlungen vorgestellt. Ferner erfährt der Leser alles über Anwendungsgebiete und die Wirkungsweise von Reiki. Auch die spirituellen Grundlagen von Reiki, Meisterschaft, Symbole sowie verschiedene Reikiarten werden erörtert.

Der gut verständliche Ratgeber möge dem Leser als Einblick in die spannende Welt des Reiki dienen – zum Einlesen, zum Inspirieren, zum Umsetzen. Das Buch zeigt, wie man die Prinzipien des Reiki in den Alltag integrieren kann und wie man auf diese Weise Gesundheit und Wohlbefinden steigern sowie die innere Balance erhalten oder wieder finden kann.

Die Autorin berät und informiert als promovierte Apothekerin seit mehr als zwei Jahrzehnten zahlreiche Kunden. Als unabhängige Autorin und Apothekerin fühlt sich die Verfasserin dieses Buchs nur der Gesundheit und dem Wohl der Menschen verpflichtet.

Herzlichst Ihre Apothekerin Dr. Angela Fetzner

Grundlagen

Reiki ist der japanische Ausdruck für universelle Lebensenergie. Es handelt sich dabei um eine Form des Handauflegens, die auf körperlicher, psychischer und geistiger Ebene wirkt und von dem Japaner Mikao Usui entwickelt wurde.

Die Lebensenergie wird dabei sowohl dem Praktizierenden als auch dem Empfangenden von Reiki übermittelt. Reiki ist in den letzten zwei Jahrzehnten rund um den Globus immer beliebter geworden. Das ist nicht weiter verwunderlich, denn Reiki ist meist schnell erlernbar. Die Teilnahme an einem Wochenendkurs oder einem Seminar kann mitunter genügen, um zu erfahren, wie man die universelle Lebensenergie zum eigenen Wohl und dem der Mitmenschen durch die Hände fließen lassen kann. Auch Tiere und Pflanzen können von den positiven Wirkungen des Reiki profitieren.

Im Gegensatz zu vielen anderen Konzepten energetischer Arbeit erfordert Reiki keine Investitionen in komplexe Seminare oder teure Ausrüstung. Mehr als die Hände bedarf es nicht und die stehen schließlich jederzeit zur Verfügung. Jeder, der über die entsprechende innere Bereitschaft verfügt, kann ohne Vorkenntnisse erlernen, Reiki strömen zu lassen. Am Anfang ist die Überraschung ob der Wirkung dieser Energie meist sehr groß. Doch schnell wird es zu einer Selbstverständlichkeit, regelmäßig sich oder anderen die Hände aufzulegen und die wohltuende universelle Lebensenergie fließen zu lassen.

Die praktischen Erfahrungen mit Reiki stärken die Selbstheilungskräfte und helfen auch bei der persönlichen Entwicklung. Diese individuelle spirituelle Transformation ist für den Praktizierenden unmittelbar erfahrbar. So kommen viele Zaghafte und Unentschlossene durch die regelmäßige Anwendung von Reiki dazu, ihr Leben anzupacken und diesem eine neue Richtung zu geben. Daneben wirkt die universelle Lebensenergie wohltuend und entspannend.

Reiki ist weltanschaulich neutral, weshalb heutzutage viele Institutionen von der Volkshochschule bis zu Zentren für ganzheitliche Gesundheit Vorträge und Kurse anbieten. Immer mehr Menschen entschließen sich dazu, nicht nur Reiki-Anwendungen bei ausgebildeten Meistern wahrzunehmen, sondern sie wollen selbst erlernen, die Energie strömen zu lassen. Etliche Schulmediziner erkennen mittlerweile die heilende Wirkung von Reiki an. So ist es in den USA schon länger üblich, dass Ärzte mit Reiki Praktizierenden zusammenarbeiten. Auch in Europa geraten die Vorteile dieser ganzheitlichen, energetischen Hausapotheke immer mehr in den Blickpunkt.

Des Weiteren kann Reiki genutzt werden, um die eigene Leistungsfähigkeit zu optimieren und zwischenmenschliche Beziehungsstrukturen harmonisch zu gestalten.

Was ist Reiki?

Reiki verbindet die universelle mit der individuellen Lebensenergie. Solange ein Mensch, ein Tier oder eine Pflanze am Leben ist, strömt Lebensenergie in ihnen. Dieser Fluss hört erst mit dem Tod auf, doch zu Lebzeiten kann alles Lebendige im Kosmos mit Reiki behandelt werden, um auf der körperlichen, mentalen, emotionalen oder spirituellen Ebene Stärkung und Heilung zu erfahren.

Reiki zu praktizieren, ersetzt bei (schweren) körperlichen und psychischen Krankheiten jedoch auf keinen Fall den Gang zum Schulmediziner. Doch im Rahmen des Genesungsprozesses kann Reiki auf energetischer Ebene die Behandlung unterstützen und Schichten behandeln, die außerhalb des Wirkungsbereiches der Schulmedizin liegen. Reiki unterstützt auch Anwendungen wie die Fußreflexzonenmassage, die Physiotherapie, Akupressur, Akupunktur, Atemtherapie, Massagen, Chiropraktik und Lymphdrainage. Reiki kann ebenfalls ergänzend zur Psychotherapie eingesetzt werden.

Wie stark der Energiefluss tatsächlich ausfällt, richtet sich nach den Bedürfnissen des Empfängers. Dessen Körper nimmt so viel der heilenden Lebensenergie auf, wie benötigt wird. Der heilende Strom wird direkt an den Ursprungsort der Krankheit oder der Beschwerden geleitet. Dadurch wird ermöglicht, körperliche oder seelische Blockaden zu lösen und den Heilungsprozess in Gang zu setzen oder zu beschleunigen.

Die einströmende Lebensenergie ermöglicht es dem Empfangenden, in eine tiefe Entspannung zu fallen. Dieser Zustand ist notwendig, um die körpereigenen Selbstheilungskräfte zu aktivieren. Da jeder Krankheit meist auch eine seelische Ursache zugrunde liegt, wird durch Reiki auch der Prozess einer emotionalen Reinigung in Gang gesetzt. Es ist möglich, dass lange Verdrängtes an die Oberfläche tritt. Das ist kein Grund zur Angst, sondern eher eine Chance, diese alten Baustellen des Lebens noch einmal anzusehen und endlich zu heilen.

Das Universum ist erfüllt von dieser grenzenlosen, universellen Lebensenergie. Daher hat Reiki auch keine Probleme damit, Barrieren zu durchdringen. Bei einer Behandlung mit Reiki sind weder Kleidung noch Gipsverband oder Bandagen ein Hindernis. Der Anwender stellt sich lediglich als Kanal zur Verfügung, durch den die Lebensenergie zum Empfänger fließen kann. Von einer Behandlung mit Reiki profitiert nicht nur der Empfänger, auch der Gebende wird mit neuer Energie aufgetankt. Als Motor des Lebens hat Reiki keinerlei negative Eigenschaften. Es gibt auch keine begrenzten Vorräte. Die Energie ist unendlich, wie das Universum selbst.

Reiki ist eine ebenso sanfte wie sichere Methode des energetischen Heilens. Nach einer Behandlung können unter Umständen Heilungsreaktionen einsetzen. Diese sind in etwa vergleichbar mit der mitunter einsetzenden Erstverschlimmerung in der Homöopathie.

Bei Reiki kann es dann für eine kurze Zeit zu emotionalen Reaktionen, körperlichem Unbehagen oder dem plötzlichen Wiederauftauchen alter Symptome kommen. Manchmal wird der Körpergeruch strenger, da der Organismus durch Reiki angeregt wird, mit einer Entgiftung zu beginnen. Diese Reaktionen sind kein Anlass zur Sorge oder ein Grund, die Reikibehandlungen abzubrechen. Das Auftreten dieser Phänomene ist vielmehr ein Zeichen dafür, dass der Behandelte endlich beginnt, solche Altlasten hinter sich zu lassen. Kommt es zu derartigen Reaktionen, gehen diese meist binnen ein paar Stunden wieder vorüber.

Es gibt nur wenige Situationen, in denen auf eine Reikibehandlung besser verzichtet werden sollte. So ist es nicht ratsam, innerhalb von 24 Stunden vor einer Operation Anwendungen zu geben, da die Narkose nicht die gewünschte Wirkung haben könnte. Da Reiki die Wundheilung beschleunigt, darf es auf einen gebrochenen Knochen erst dann gegeben werden, nachdem dieser operiert, gerichtet oder geschient wurde. Ansonsten gibt es keine Gegenanzeigen oder Wechselwirkungen mit Medikamenten oder anderen Heilmethoden.

Reiki ist offiziell von der Weltgesundheitsorganisation (WHO) als alternative Heilmethode anerkannt.

Reiki kann von Menschen ab einem Alter von sechs Jahren erlernt werden. Eine gewisse körperliche Fitness ist dabei ebenso wenig Voraussetzung wie ein bestimmter Bildungsstand.

Selbst chronisch Kranke, die bettlägerig sind, können lernen, die universelle Lebensenergie für sich selbst zu nutzen. Wer einmal gelernt hat, Reiki fließen zu lassen und zu geben, verliert diese Fähigkeit auch nicht, wenn viele Jahre zwischen den Anwendungen pausiert wurde.

Um Reiki praktizieren zu können, benötigt man eine persönliche Einweihung durch einen ausgebildeten Meister. Immer wieder wird in Büchern, Broschüren, DVDs oder sogar durch gratis im Internet abrufbare Videotutorials damit geworben, solche Reikieinweihungen vornehmen zu können. Selbst per E-Mail oder Telefon werden Einweihungen angeboten. Bei solchen halb oder sogar ganz autodidaktischen Bemühungen ist jedoch Vorsicht angebracht. Denn ein Unerfahrener zapft unter Umständen nicht die universelle Lebensenergie an, sondern die eigenen Reserven oder, was noch schlimmer ist, eine weitere Energie da draußen unbekannten und sicher nicht immer positiven Ursprungs.

Reikieinweihungen finden in verschiedenen Graden statt. Mit dem ersten Grad erwirbt man die Fähigkeit, mit den Händen Reiki zu geben. Im zweiten Grad wird gelehrt, die energetische Kommunikation zwischen dem Bewussten und Unbewussten zu führen und heilbringend einzusetzen. Die universelle Lebensenergie ist weder an Zeit noch an Raum gebunden. Es ist daher auch möglich, Reiki über eine Distanz zu geben. Das Erlernen dieser Technik wird ebenfalls im zweiten Grad vermittelt.

Wie funktioniert Reiki?

In der westlichen Welt wird man von Kindesbeinen an darauf fokussiert, nur das zu glauben, was sichtbar oder wissenschaftlich beweisbar ist. Daher wird der Blick nur auf Teile gelenkt, deren Summe das Ganze ergibt. Diese Sicht auf die Welt und die kosmischen Zusammenhänge nahm ihren Beginn zur Zeit der Renaissance und ist spätestens seit der Aufklärung in den Köpfen der Menschen fest verankert. Östliche Kulturen waren von diesem Paradigmenwechsel nicht betroffen, bis zum heutigen Tag pflegt man dort eine ganzheitliche Sicht auf die Welt.

Doch ausgerechnet das wissenschaftlich aufgebaute Weltbild wird von der Wissenschaft selbst Stück für Stück demontiert. Denn die Erkenntnisse der Quantenphysik beweisen, dass die kleinsten nachweisbaren Teilchen aus nichts anderem als Energie bestehen. So wie Gedanken oder Gefühle eine Handlung bedingen können, bedingt Energie Materie. Das bedeutet nicht nur, dass alles mit allem verbunden ist, sondern letztendlich, dass alles im Universum auf Energie zurückzuführen ist, die in verschiedenen Dichten und Schwingungen auftritt. Nichts anderes als die Wandelbarkeit von Energie und Materie bewies Albert Einstein in seiner berühmten Relativitätstheorie.

In der Traditionellen Chinesischen Medizin, dem indischen Ayurveda, aber auch in den Theorien der Alchemisten aus der Zeit des Mittelalters ist die Veränderung der Materie durch Einwirkung von Energie Grundlage der Lehre.

Ein gesunder Körper wird von Energie durchströmt. Diese fließt durch ganz bestimmte Wege, die abhängig von der Kultur Chakren, Nadis oder Meridiane genannt werden. Ein weiteres, wichtiges Energiefeld befindet sich mit der Aura um den Körper herum. Alle Prozesse im Körper werden von diesen Energieströmen gesteuert. Kommt es in diesem Fluss zu Unterbrechungen oder Blockaden, treten Krankheitssymptome auf. Da im Kosmos alles mit allem verbunden ist, haben auch Gedanken und Gefühle Einfluss auf dieses Energiesystem. Seelische Probleme und emotionaler Dauerstress können das körpereigene Energiefeld aus dem Gleichgewicht bringen. Jede Irritation, sei sie auch noch so klein, kann daher dramatische Auswirkungen auf die körperliche und seelische Gesundheit haben.

Reiki bringt gestaute Energie wieder in Fluss. Sobald der Kanal geöffnet wird, können die Chakren mit der frei verfügbaren, universellen Lebensenergie behandelt werden. Von dort aus werden sie an die Stellen des Körpers verteilt, wo sie am meisten benötigt werden. Nicht der Anwender bestimmt die Energiemenge, sondern der Empfangende legt fest, wie viel er braucht.

Daher ist es von Vorteil, wenn der Behandelte während der Anwendung tief entspannt ist oder sogar schläft. Denn dann ist der Verstand auf Standby und das Unterbewusstsein ist in der Lage, die Energie ohne Grübeleien und Vorurteile aufzunehmen.

Die Geschichte des Reiki

Die Ausbreitung von Reiki im Westen ist in erster Linie der Hawaii-Amerikanerin Hawayo Takata zu verdanken, die außerhalb Japans die erste Reikimeisterin war. Takata wurde 1938, kurz vor Beginn des Zweiten Weltkrieges, eingeweiht. Die politische Situation, aber auch die kulturellen und sprachlichen Barrieren, machten es den meisten Personen der westlichen Welt unmöglich, selbst auf Spurensuche zu gehen. So wurde im Ausland nur die von Hawayo Takata verbreitete Geschichtsversion gelehrt. Mittlerweile hat sich aber herausgestellt, dass die Variante von Takata an etlichen Stellen ziemlich frei interpretiert ist. Die Geschichte von Reiki zu verstehen und für sich selbst am Ende stimmig auszuloten, verlangt jedoch, beiden Versionen ihren Raum zu geben.

Die östliche Geschichtsvariante

Aus dem Jahr nach Mikao Usuis Tod stammt eine japanische Quelle, die den Lebensweg und die Arbeit des Reikilehrmeisters beschreibt.

Mikao Usui wurde am 15. August 1865 in einem Dorf namens Tanai-mura in der Provinz Gifu geboren. Sein Vater war unter dem Namen Uzaemon bekannt, seine Mutter stammte aus einer Familie mit dem Namen Kawai. Über seine beiden Brüder Sanya und Kuniji ist bekannt, dass diese als Arzt bzw. als Polizist arbeiteten.

Usuis Vorfahren entstammten dem Clan der Chiba, die seit dem Mittelalter einer bedeutenden Samuraifamilie angehörten. Daher wurde auch Mikao Usui gemäß der Tradition im Geist der Ritterklasse erzogen, was auch eine Ausbildung in den Kampfkünsten beinhaltete. Ansonsten ist bekannt, dass Mikao Usui ein intelligenter, begabter und sehr fleißiger Student war.

Obgleich Usui als sehr talentiert galt, war ihm das berufliche Glück nicht immer hold gestimmt. Er reiste als junger Mann nach Amerika, Europa und China, um seinen Horizont zu erweitern.

Er heiratete und die Eheleute bekamen einen Sohn und eine Tochter. Zeitgenossen beschrieben Usui als einen freundlichen Mann, der stets lächelte und von sanftem Wesen war. Neben seinen Kenntnissen in der Medizin und Biologie verfügte er auch über eine fundierte spirituelle Ausbildung. Mikao Usui gehörte zur esoterischen **Tendai-Schule** des Buddhismus und kannte sich demzufolge nicht nur in den religiösen Schriften aus, sondern auch in der Wahrsagekunst, in Beschwörungsritualen und im Orakel I Ging. Seine Schule praktizierte weiterhin mit **Jinsen no Jitsu** eine spezielle Form der Askese.

Usui unterzog sich regelmäßig solchen Ritualen. Als er einmal asketische Übungen am Berg **Kuramayama** absolvierte, fühlte er am 21. Tag des Fastens plötzlich unglaubliche Energieströme unmittelbar über seinem Kopf. In diesem Moment wurde ihm eine Art Erleuchtung zuteil und er empfing nun das Wissen um die Reiki-Methode. Er praktizierte die neu erworbenen Kenntnisse zunächst an sich selbst und an seiner Familie. Seine Erfahrungen mit Reiki teilte er erst dann mit der Öffentlichkeit, als die ersten Erfolge eintraten. Die Familie zog daraufhin nach Tokyo um und Usui eröffnete im Viertel **Harajuku** die **Gakkai**, eine Lehrgesellschaft, die es sich zum Ziel setzte, Reiki zu praktizieren und zu lehren. Die Heilerfolge wurden schnell bekannt und bald kamen Menschen aus allen Ecken Japans, um sich von Mikao Usui behandeln zu lassen. Lange Warteschlangen vor dem Gebäude der **Gakkai** wurden in diesem Viertel zu einem gewohnten Anblick.

Seinen Unterricht begann Usui immer mit der Rezitation der berühmten Verse des

Kaisers Meiji (1852-1912):

- Zuerst sagen wir, werde heute nicht ärgerlich.
- Zweitens sagen wir, sorge Dich nicht.
- Drittens sagen wir, sei dankbar.
- Viertens sagen wir, bemühe Dich bei der Arbeit.
- Fünftens sagen wir, sei freundlich zu den Mitmenschen.

Usui sprach von diesen Lebensregeln als geheime Methoden, um das Glück ins Leben einzuladen. Er hielt seine Schüler an, morgens und abends in Meditationshaltung zu sitzen und die Verse zu rezitieren.

Im September 1923 wurde Tokyo von einem schweren Erdbeben getroffen. Usui, der schon lange den Titel *Sensei* führte, - was so viel wie Lehrmeister bedeutet - kümmerte sich jeden Tag um die Schwerverletzten und Traumatisierten. Seine Räumlichkeiten waren indes dem Ansturm der Patienten, aber auch den Schülern Usuis, nicht mehr gewachsen und so bezog er eine neue Praxis in Nakano im Umland Tokyos. Er reiste jedoch auch regelmäßig in andere Städte, um zu heilen und zu lehren. Von Hiroshima und Saga kommend, erreichte Mikao Usui den Ort Fukuyama, wo er schwer erkrankte und überraschend am 9. März 1926 im Alter von 62 Jahren starb.

Zu seinem Todeszeitpunkt hatte Usui mehrere tausend Schüler in Reiki eingeweiht, ungefähr 20 davon hatten den Meistergrad erreicht. Während ein Teil der ehemaligen Schüler den Schulbetrieb aufrechterhielt, nahmen andere Lehraufträge in den Provinzen an. Usuis Schüler errichteten ihm auf dem Friedhof des *Sahoji-Tempels* einen Gedenkstein, der an sein Leben und Wirken erinnert.

Die westliche Geschichtsvariante

Lange Zeit waren die biografischen Daten Usuis und die Geschichte des Reiki nur durch die Version von Hawayo Takata bekannt. Takata wurde 1900 als Tochter japanischer Einwanderer auf Hawaii geboren. Sie arbeitete auf Plantagen, heiratete früh und wurde ebenso früh Witwe. Ihr Alltag war von Depressionen und harter Arbeit geprägt, bereits mit 35 Jahren litt sie an Lungenbeschwerden und die Ärzte diagnostizierten zudem einen Tumor im Unterleib. Als ihre Schwester starb, reiste sie nach Japan, um die Nachricht den dorthin zurückgekehrten Eltern persönlich zu überbringen.

Bei ihrer Ankunft suchte sie eine Klinik auf, wo sich bald die Diagnose eines Unterleibtumors erhärtete. Schon halb auf dem Operationstisch liegend, fühlte sie, dass ein anderer Weg der Heilung sich für sie stimmiger darstellte. Der behandelnde Arzt hatte Verständnis und empfahl sie an Chujiro Hayashi, der ein Schüler Mikao Usuis war.

Nach viermonatiger Reiki-Behandlung war Hawayo Takata - so erzählt es zumindest die Geschichte - komplett geheilt. Daraufhin wollte sie die Kunst, die Energie strömen zu lassen, selbst erlernen. Ihre erste Bewerbung, sich in Reiki ausbilden zu lassen, wurde allerdings abgelehnt. Zum einen war Takata Ausländerin, zum anderen waren damals nur Männer als Reikischüler zugelassen. Das Argument, in Amerika japanischen Einwanderern zu helfen, brachte ihr jedoch schließlich die Zulassung für die Reikiausbildung. 1936 wurde Takata in den ersten Reikigrad eingeweiht. Nach der Einweihung in den zweiten Grad kehrte sie 1936 nach Hawaii zurück und eröffnete dort eine Praxis, wo sie zehn Jahre praktizieren sollte.

Ihr einstiger Lehrmeister Chujiro Hayashi besuchte sie im Sommer 1938 auf Hawaii und weihte sie in den Meistergrad ein. Zu diesem Zeitpunkt gab es nur fünf Reikimeister überhaupt und Hayashi besprach mit Takata, wie die Heilung mit der universellen Lebensenergie über den herauf dämmernden Zweiten Weltkrieg hinübergerettet werden könne. Aus diesem Grund weihte Takata bis zu ihrem Tod 1980 noch 22 Reikimeister ein. Sie selbst absolvierte noch eine medizinische Grundausbildung in Chicago und sorgte mit unermüdlichem Einsatz für die Verbreitung von Reiki in den USA.

Hayashi, der 1941 starb, hatte Takata laut ihren Angaben zur Großmeisterin des Reiki bestimmt, was sie dazu legitimierte, die Linie von Mikao Usui weiterzuführen.

Das bedeutete auch, dass Takata als einzige Reiki Lehrende und Praktizierende im Westen automatisch die Deutungshoheit innehatte.

Ihrer Erzählung nach war Mikao Usui der Rektor einer christlichen Universität in Kyoto, der wortgetreu an die Bibel glaubte und die heilerischen Fähigkeiten Jesu Christi als Quintessenz seines Glaubens ansah. Seine Studenten fragten ihn einst, ob es ihm denn nicht möglich sei, wie Jesus zu heilen, doch Usui blieb ihnen eine Antwort schuldig. Nach japanischer Auffassung bedeutete das ein Gesichtsverlust und Usui legte daraufhin sein Amt nieder.

Usui reiste danach in die USA, um Theologie zu studieren. Anschließend lernte er Chinesisch und Sanskrit, um die heiligen Schriften anderer Kulturen zu erlernen. Berichte, gemäß denen Buddha sogar Blindheit, Lepra und Tuberkulose geheilt haben soll, inspirierten ihn und er kehrte nach Japan zurück, um in den dortigen Klöstern weitere alte Schriften zu studieren.

1908 beschloss er, auf einem Berg in der Nähe von Kyoto eine Fastenzeit einzulegen. Auf seine Reise nahm er nur etwas Wasser, magische Symbole und genügend Steine mit, von denen er täglich einen wegwarf, um den Überblick über die verstrichene Zeit zu bewahren. Usui meditierte und bat ständig um die Erklärung der Symbole und auf welche Weise er diese zu Heilzwecken einsetzen könne. Am 21. Tag fiel er in Trance und hatte eine Vision, in der ihm die Bedeutung der Symbole offenbart wurde - auf diese Weise entdeckte er eine jahrtausendealte Heilmethode wieder.

Während des Abstiegs vom Berg verletzte Usui sich am Fuß und wandte daraufhin das neu erworbene Wissen erfolgreich an, was für ihn den finalen Beweis darstellte, den Schlüssel zu den Heilkünsten Christi und Buddhas in den Händen zu halten. Er legte eine Rast in einem Gasthof ein und anstatt wie vorgesehen eine leichte Suppe zum Fastenbrechen zu sich zu nehmen, bestellte er ein opulentes Frühstück. Außerdem befreite er die Nichte des Wirts gleich noch von ihren Zahnschmerzen. Schließlich gelangte er zurück in das Zenkloster, wo er zu dieser Zeit wohnte und heilte dort unmittelbar einen bettlägerigen Mönch von seiner Arthritis. Zu diesem Zeitpunkt bezeichnete er die Energie, mit der er arbeitete, zum ersten Mal als Reiki.

In den Folgewochen diskutierte Usui das Thema Reiki intensiv mit den Mönchen und schließlich beschloss er, diese Heilkunst hinaus in die Welt zu tragen. Er behandelte die Armen, die keinen Zugang zu medizinischer Versorgung hatten. Sein eigenes Überleben sicherte er sich dagegen mit dem Verkauf von Gemüse. Dabei erkannte Mikao Usui, dass neben körperlicher Gesundheit auch seelische Faktoren entscheidend für das Wohlergehen des Menschen sind.

Daher motivierte er junge Menschen, sich eine Arbeit zu suchen - die ältere Generation unterstützte er indes dabei, sich ihren Lebensunterhalt ohne Betteln zu verdienen.

Über drei Jahre hinweg inspirierte Usui Menschen aus sozial schwachen Schichten in verschiedenen Teilen Japans, mittels Reiki ein würdiges, selbstbestimmtes Leben zu führen.

Zurück in Kyoto fand er seine Schützlinge der ersten Zeit jedoch wieder auf der Straße. Ihm wurde erklärt, dass Betteln für viele bequemer als Arbeiten sei. Offenbar brachte Reiki den Menschen eine kurzfristige Verbesserung ihrer Situation, doch die Energie reichte offensichtlich nicht dazu aus, um dauerhaft Selbstverantwortung zu übernehmen. Daher ergänzte Usui seine Methode um fünf Regeln, deren regelmäßiges Rezitieren zum physischen, psychischen und spirituellen Gleichgewicht führen sollte.

Nur für heute, lass Deinen Ärger los.

Nur für heute, lass Deine Sorgen los.

Verdiene dein Brot ehrlich.

Ehre deine Lehrer, die Eltern und die Älteren.

Sei dankbar gegenüber allem, was lebt.

Danach stellte Usui seine Arbeit mit den Armen ein, er wollte nun Menschen lehren, wie sie sich selbst heilen konnten. So hielt er im ganzen Land Vorträge über Reiki, was dazu führte, dass er sogar vom Kaiser ausgezeichnet wurde. Kurz vor seinem Tod im Jahre 1926 weihte er 16 seiner besten Schüler in die höchste Stufe des Reiki ein und machte sie zu Meistern. Er bestimmte Chujiro Hayashi als seinen Nachfolger und dieser wählte Hawayo Takata aus, um die Linie fortzuführen und Reiki zu verbreiten.

Wie passen die beiden Geschichtsvarianten zusammen?

Hawayo Takatas Version unterscheidet sich grundlegend von den zeitgenössischen Quellen aus dem direkten Umfeld Mikao Usuis.

Die von Usui gegründete Gesellschaft *Gakkai* widmet sich bis heute in ungebrochener Tradition der Verbreitung und Lehre von Reiki. Der Zweite Weltkrieg hat das Institut nicht ausgelöscht, die Liste der Leiter weist keinerlei Lücken auf. Von Anfang an waren Frauen als Schülerinnen zugelassen, Takata hatte hier also keine Sonderstellung inne.

Die Preise für die Ausbildung, die sie benennt, sind indes nicht korrekt. Wer sich die Kursgebühr nicht leisten konnte, wurde von der *Gakkai* nicht abgewiesen. Es bestand immer die Möglichkeit, das Entgelt durch eine Behandlungstätigkeit zu kompensieren.

Auch die mündlichen Einweihungen in den Meistergrad kurz vor Usuis Tod fanden so nicht statt. Reiki war kein Geheimnis, schon zu Lebzeiten des *Senseis* gab es in der *Gakkai* ein Lehrbuch für die Schüler. Weder zeitgenössische Quellen noch die Inschrift auf Usuis Grabstein erlauben den Rückschluss, dass Chijuro Hayashi zum alleinigen Nachfolger und Hüter des Reikiwissens bestimmt wurde. In den Listen der *Gakkai* taucht Hayashi nicht in leitender Funktion auf, er ist lediglich in der Schülerliste auf Mikao Usuis Gedenkstein genannt. Von ihm ist weiter nur bekannt, dass er irgendwo in Tokyo eine eigene Praxis betrieb.

Es wäre angesichts dieser Diskrepanzen in den einzelnen Versionen jedoch zu vorschnell geurteilt, Hawayo Takata nur als eine geltungssüchtige Verdreherin der Tatsachen darzustellen. Denn ihre zusammengezimmerte Version der Lebensgeschichte von Usui war im Gegensatz zum Original hilfreich, um Reiki im Westen zu verbreiten. So war die amerikanische Gesellschaft tief christlich geprägt, eine dem esoterischen Buddhismus entsprungene Heilmethode hätte sicherlich keine Akzeptanz erfahren. Takatas Mischung aus christlichen und fernöstlichen spirituellen Elementen war daher vertraut, aber dennoch exotisch genug, um Interesse zu wecken. Auch die Arbeit Usuis mit den Armen und Benachteiligten schmückte sie extrem aus, weil sie davon ausging, dass diese soziale Komponente Reiki nicht nur zu mehr Akzeptanz, sondern auch in die Nähe christlicher Heiliger rücken würde. In den von ihr dargereichten Bausteinen konnte sich jeder im Westen auf die eine oder andere Weise wiederfinden, vom gläubigen Christen bis hin zum Sinn suchenden Hippie. Dies hat entscheidend zum Erfolg von Reiki auf der ganzen Welt beigetragen.

Mittlerweile florierte der Austausch zwischen Japan und dem Westen und so war es möglich, Zugang zum originalen Reikiwissen zu erhalten.

Heutzutage ist es daher auch Personen der westlichen Welt möglich, Reiki komplett nach der originalen Methode von Usui zu erlernen. Selbst wer es bevorzugt, beim westlichen Reikiweg zu bleiben, kann in seiner täglichen Praxis von der Integration originaler japanischer Techniken profitieren.

Hinweis

Bezüglich der im Folgenden gemachten Ausführungen darf der Leser darauf vertrauen, dass die Autorin große Sorgfalt darauf verwendet hat, dass die Angaben in diesem Buch dem neuesten Stand der Wissenschaft entsprechen.

Die Erkenntnisse in der Medizin und Pharmazie sind jedoch niemals statisch, sondern unterliegen einem fortlaufenden Entwicklungsprozess. Alle Angaben können von daher immer nur dem aktuellen Wissensstand zum Zeitpunkt des Erscheinens des Buchs entsprechen.

Deshalb kann die Autorin für die gemachten Angaben keinerlei Verantwortung und Gewähr übernehmen. Die Durchführung der in diesem Buch beschriebenen Therapien und Anwendungen erfolgt auf eigene Gefahr und auf eigene Verantwortung des Benutzers.

Die Autorin übernimmt keine Haftung für Personen-, Sach- und Vermögensschäden aufgrund der Durchführung der hier erwähnten Anwendungen.

Wie wirkt die Reiki-Energie?

Mikao Usui hat mit Reiki eine Methode geschaffen, die Körper, Geist und Seele stabilisiert und die Selbstheilungskräfte des Menschen aktiviert. Dabei ist es nicht leicht, die Wirkung von Reiki zu beschreiben. Zwar kann die Wirkung nachgewiesen werden, jedoch nicht die Art und Weise des Wirkens.

Der Usui-Schüler **Chujiro Hayashi** hat es wie folgt zusammengefasst:

„Reiki findet die Ursache der körperlichen Symptome, reagiert und balanciert die benötigten Schwingungen aus oder versieht diese mit weiterer Energie, so dass Gesundheit und Wohlbefinden wiederhergestellt werden."

Oft wird der Vergleich mit Wasser verwendet, um die Wirkung von Reiki zu beschreiben. Wird ein Eimer Wasser auf eine unebene, mit vielen Schlaglöchern versehene Straße geschüttet, verteilt sich das Wasser automatisch in jede dieser Unebenheiten. Es ist nicht nötig, alle Schlaglöcher einzeln mit Wasser aufzufüllen, denn einmal ausgeschüttet, findet das Wasser von alleine seinen Weg.

Genauso verhält es sich mit Reiki. In die Energiezentren des Körpers gegeben, wirkt es hier ausgleichend und leitet automatisch die benötigte Menge an Energie an jene Orte im Körper weiter, bei denen Bedarf besteht. Weiter findet eine Aufhebung und Auflösung von Blockaden statt.

Wenn alles fließt und die universelle Lebensenergie vorurteilsfrei angenommen wird, entfaltet
diese ihre Wirkung ohne weiteres Zutun an den
benötigten Stellen.

Reiki ist hierbei nicht manipulativ. Der freie Wille
des Behandelten steht über allem. Es ist für den
Reiki Gebenden nicht möglich, die Energie an bestimmte Stellen des Körpers zu zwingen.

So wie jeder Mensch einzigartig ist, wirkt auch
Reiki stets individuell. Da es keinen Beipackzettel
und auch kein standardisiertes Ansprechen wie
auf eine Medikation der Schulmedizin gibt, hat
die Wissenschaft nach wie vor Probleme mit Reiki
und kann es mit ihren Methoden und Verfahren
auch nicht nachweisen. Insofern gibt es etliche Pa-
rallelen zur Homöopathie. Da Reiki ganzheitlich
und auf mehreren Ebenen heilt, kann es sein, dass
sich die Krankheit, um die es bei der Behandlung
geht, zunächst überhaupt nicht verbessert oder
sich die Symptome sogar erst einmal verschlim-
mern. Da Reiki jedoch direkt an den Ursachen
wirkt, werden in der Regel zuerst die seelischen
Auslöser der Krankheit geheilt, bevor es an die
eigentlichen Beschwerden gehen kann. Wenn
Reiki hier Wirkung gezeigt hat, wird der Krankheit ihre Basis entzogen und die Beschwerden
verschwinden dann meistens recht schnell oder
werden zumindest gelindert. Sollte eine komplette Heilung nicht möglich sein, wird die Krankheit
jedoch insoweit eingedämmt, dass sie sich zumindest nicht verschlechtert.

Reiki ist auch nicht etwa etwas, das von irgend-
woher abgezogen wird.

Die Lebensenergie ist stets verfügbar und wird vom Körper aufgenommen, um den Organismus am Laufen zu halten. Doch wenn das körperliche oder seelische Gleichgewicht gestört ist, kann nicht genügend Energie aufgenommen werden.

Das lässt sich am besten mit der Analogie des Atmens beschreiben. Wenn der Mensch auf die Welt kommt, besitzt er automatisch die Fähigkeit zum korrekten, tiefen Atmen. Im Laufe des Lebens geht jedoch vielen Menschen dieser tiefe, natürliche Atem verloren. Es wird gemeinhin zu flach und mit nur wenig Volumen geatmet, so dass nicht genug Lebensenergie aufgenommen werden kann. Das Resultat ist eine energetische Unterversorgung. So wie Blutgefäße verstopfen können, ist dies auch bei Meridianen und Chakren möglich. Die Gründe hierfür sind vielschichtig, doch können bspw. dauerhaft negative Gedanken und Emotionen ausreichen, um schwerwiegende gesundheitliche Probleme zu verursachen. Die körperlichen Reaktionen sind dann eine Manifestation dieser Mangelerscheinungen.

Hilfe ist nur möglich, wenn der Empfangende bereit ist, Veränderungen in seinem Leben zuzulassen. Ist die innere Bereitschaft dafür nicht gegeben, wird der Körper immer wieder mit Krankheitssymptomen auf diesen Mangelzustand hinweisen. Mit dem Einbeziehen von Harmonie auf allen Ebenen des Seins vom Körper über das Bewusstsein bis hin zum Aurafeld ist Heilung möglich. Doch wie wirkt Reiki genau auf den verschiedenen Ebenen? Dies wollen wir in den nächsten Kapiteln erörtern.

Die Wirkung von Reiki auf den Körper

Reiki ersetzt nicht einen notwendigen Besuch beim Arzt, doch es kann maßgeblich dazu beitragen, den Therapieverlauf zu unterstützen. Bei Reiki trifft der Leitsatz Viel hilft viel tatsächlich zu, denn ein Zuviel an Energie gibt es nicht und je mehr Behandlungen erfolgen, desto eher stellen sich Heilungserfolge ein. Ein seriöser Reiki-Therapeut wird sich indes nie zu irgendwelchen Heilversprechen hinreißen lassen. Bei Reiki geht es in erster Linie darum, dem Körper den richtigen Weg zur Harmonisierung und zur Selbstheilung zu weisen.

Auf körperlicher Ebene wirkt Reiki

- schmerzlindernd
- entgiftend und entschlackend
- durchblutungsfördernd
- wärmend
- entkrampfend

Reiki stimuliert zudem die Wundheilung und stärkt insgesamt das Immunsystem. Durch die Anwendung tritt außerdem eine tiefe Beruhigung und Entspannung ein, was den Stresslevel niedrig hält - somit wird auch die Entstehung neuer Krankheiten effektiv verhindert.

Immer wieder haben Anwender berichtet, dass Reiki positiven Einfluss auf zahlreiche chronische Krankheiten wie Neurodermitis, Schuppenflechte, Asthma oder Allergien hat. Sehr gute Erfahrungen gibt es auch bei Beschwerden des Nervensystems. Auch Magenbeschwerden, Koliken, Kopfschmerzen und andere (chronische) Schmerzen bessern sich oder verschwinden ganz.

Die Wirkung von Reiki auf die Seele

Nicht immer sind körperliche Beschwerden ausschlaggebend, um nach mehr Wohlbefinden und Harmonie zu streben. Gerade Menschen in beruflich oder privat belastenden Situationen können von Reikianwendungen profitieren. Der Zustand tiefer Entspannung, der während einer Behandlung erzeugt wird, hilft dabei, Urvertrauen zurückzugewinnen und somit Lebensfreude zu ermöglichen. Emotionale Blockaden und Kummer lösen sich, wer bislang Probleme hatte, seine Gefühle zu zeigen, kann nun wieder offener und unbefangener auf seine Mitmenschen zugehen. Insgesamt nimmt durch Reiki-Behandlungen die Qualität zwischenmenschlicher Beziehungen zu.

Auch Trauerprozesse können mit Reiki begleitet werden. Doch nicht nur der Tod bedeutet für viele einen drastischen Einschnitt, eine Scheidung kann ebenfalls als sehr traumatisch erlebt werden. Hier hilft Reiki bei der Beziehungsheilung und ermöglicht außerdem, verdrängte Gefühle bewusst zu bearbeiten und harmonisch in die eigene Biografie zu integrieren. Dem Abbau von Ängsten fällt eine zentrale Rolle während der Behandlungen zu - sowohl allgemeine als auch spezifische Ängste können gelindert werden.

Reiki während der Schwangerschaft

Reiki ist zudem ein idealer Begleiter während der Schwangerschaft, die neun Monate können gelassener und unbeschwerter erlebt werden. Nebenwirkungen sind nicht zu befürchten, Reiki ist ein Ordnung schaffendes Prinzip und gibt nur so viel, wie auch tatsächlich benötigt wird. Mit Reiki werden die seelischen und körperlichen Veränderungen während der Schwangerschaft leichter verarbeitet. Sorgen und Ängste können so gemindert werden. Reiki wirkt sich auch positiv auf das ungeborene Kind aus, da sich die energetischen Felder im Mutterleib überlagern.

Die Wirkungen von Reiki auf mentaler Ebene

Die mentale Ebene ist der Bereich, der durch Glaube, Ansichten und Gedanken geprägt und organisiert wird. Jede Idee und jeder Gedanke wird hier als eine Art unsichtbare Bibliothek gespeichert. Diese Gedanken lösen Gefühle aus, die dann Veränderungen im physischen Bereich verursachen. Eine mentale Ebene, die geschwächt oder mit zu vielen negativen Gedanken belastet ist, zerstört langfristig die Basis für eine ganzheitliche Gesundheit.

Reiki hilft auf mentaler Ebene, die Bibliothek der negativen Gedanken auszumisten und Platz für neue positive Bilder und Ideen zu schaffen. Das eigene Potenzial kann sich so besser entfalten und es wird ermöglicht, die Aufgaben des Lebens mit mehr Kreativität und Offenheit anzugehen. Durch diese Weitung des individuellen Horizonts wird nicht nur die Selbstentwicklung gefördert, auch die persönliche Lebensaufgabe kann erkannt werden. Eine regelmäßige Arbeit mit Reiki kann im Beruf zu mehr Klarheit und Entscheidungskraft führen. Daher empfehlen sich Anwendungen auch besonders nach einem Burn-out oder um genau diesen zu vermeiden.

Bei Schulkindern und Studenten verbessern sich Lernfähigkeit und Konzentration. Zudem wird das Durchhaltevermögen gestärkt.

Die Wirkungen von Reiki auf spiritueller Ebene

Bei den meisten Anwendungen stehen eine Harmonisierung des Körpers und der Persönlichkeit im Mittelpunkt. Reiki wird gerne zur Selbsterkenntnis und Selbstfindung genutzt, sowie, um Auswege aus Lebenskrisen zu finden. Doch Reiki kann viel mehr als Gesundheit und Wohlbefinden zu stärken. Je tiefer in die Materie eingestiegen wird, desto klarer wird das Gefühl der Verbundenheit, der unerschöpflicher Liebe und des universalen Friedens. Reiki als spiritueller Weg hilft bei der Überwindung des Egos und öffnet die Ebene der Transzendenz.

Das fällt dem einen freilich leichter als dem anderen. Hier sind vor allem Ausdauer und Praxis gefragt, diese Ebenen können nur durch tägliche Meditation erreicht werden, da der Geist einer permanenten Reinigung unterzogen werden muss. Jedes Hindernis sollte dabei als Gelegenheit verstanden werden, sich noch mehr vom Ego zu lösen.

Auf spiritueller Ebene hilft Reiki

- bei der Meditationspraxis
- bei der Auraarbeit
- bei der Verbindung mit höheren Bewusstseinsebenen
- bei der Entwicklung der Spiritualität
- bei der Erweiterung des Bewusstseins
- bei der Sinnfindung
- beim Begreifen des göttlichen Plans

Die Wirkung von Reiki bei Tieren

Reiki muss sich immer wieder den Vorwurf gefallen lassen, eine Art Placebo zu sein. Dabei ist gerade die Anwendung von Reiki bei Tieren ein Beweis dafür, dass dieses Behandlungskonzept tatsächlich greift. Tiere wissen naturgemäß nichts über Reiki und empfinden demzufolge keine Skepsis, was ihnen ermöglicht, die Anwendung einfach so geschehen zu lassen. Sie können nicht mitteilen, wo ihre Schmerzen oder Probleme liegen, sie drehen sich jedoch laut der Erfahrung vieler Anwender instinktiv in die für die Behandlung optimale Richtung, um die Energie zu empfangen. Tiere geben auch deutlich zu verstehen, wenn sie genug haben. Sobald sich ein Tier zur Seite dreht oder weggeht, sollte die Behandlung nicht weitergeführt werden oder dem Tier aufgenötigt werden.

Grundsätzlich kann jedes Tier mit Reiki behandelt werden.

Neben der Anwendung bei Krankheiten hilft Reiki auch, Verhaltensauffälligkeiten bei Tieren in den Griff zu bekommen. So können bspw. Aggressionen, übermäßiges Bellen, mangelnde Stubenreinheit, Ungehorsam, Angst vor dem Alleinsein oder vor Menschen, Dingen und anderen Tieren mit Reiki behandelt werden.

Die universale Lebensenergie hilft auch nach einem Besitzerwechsel oder nach traumatischen Erfahrungen wie einem Unfall oder Misshandlung.

Eine sehr enge Beziehung zwischen Tier und Besitzer besteht meist bei Hunden. Bestimmte Verhaltensmuster werden dadurch leicht vom Halter auf das Tier übertragen. Unter Umständen kann es daher angebracht sein, dass sowohl der Mensch als auch sein vierbeiniger Hausgenosse mit Reiki behandelt werden. Als Tierhalter kann es sinnvoll sein, Reiki zu erlernen und seinem Haustier zu geben.

Für die Behandlung fremder Tiere braucht es jedoch Erfahrung mit den jeweiligen Arten. So reagieren Katzen anders als Hunde oder Pferde. Die Behandlungsarten und die Dauer der Anwendung unterscheiden sich zudem von Tierart zu Tierart.

Für wen eignet sich Reiki?

Da die universelle Lebensenergie Essenz allen Seins ist, kann Reiki jeder Lebensform gegeben werden. Beim Menschen gibt es bezüglich des Alters kein Limit, selbst Ungeborene im Mutterleib profitieren schon von der energetischen Behandlung. Reiki empfiehlt sich auch bei der Sterbebegleitung. Einige wenige Ausnahmen sind jedoch zu beachten. So darf Reiki nicht 24 Stunden vor einer Operation gegeben werden, da sonst die Wirkung der Narkose nicht garantiert werden kann. Pflanzen und Tiere profitieren ebenfalls davon, Reiki zu erhalten. Viele Menschen machen auch gute Erfahrungen damit, ihre Nahrungsmittel mit Reiki zu energetisieren.

Reiki harmoniert auch mit anderen Therapieverfahren. So kann es begleitend zu einer Psychotherapie eingesetzt werden, damit die während der Behandlung aufkommenden Problematiken auf ganzheitlicher Ebene verarbeitet werden können. Reiki begleitet zudem jeden Heilungsprozess und kommt auch schulmedizinischen Behandlungskonzepten nicht in die Quere.

In schwierigen Situationen kann Reiki helfen, den Überblick zu bewahren, und dem Leben eine neue Richtung geben.

Gefahren von Reiki

Bei Reiki werden oft überzogene Erwartungen geschürt, von unseriösen Behandlern werden zudem falsche Heilungsversprechen abgegeben. Dabei dient Reiki ausschließlich dazu, die Selbstheilungskräfte und die innere Stimme zu aktivieren. Es wirkt entspannend und baut Stress ab. Diese Harmonie und Ruhe reichen oft schon aus, um die Lebensqualität zu verbessern und somit den Anstoß für den Heilungsprozess zu geben. Denn wie man aus der Psychologie weiß, kann ein Patient nicht geheilt werden, wenn er sich selbst aufgegeben hat oder wenn er eine negative Grundstimmung hat. Gedanken sind hier Macht und Reiki kann dabei helfen, das Bewusstsein wieder in die richtigen, positiven Bahnen zu lenken.

Kritik an Reiki kommt häufig aus religiösen Kreisen. Reiki ist weltanschaulich neutral und kollidiert im Grunde genommen nicht mit irgendeiner religiösen Ansicht, doch das sehen gerade streng gläubige Christen vielfach anders. Diese Kreise verstehen Reiki nicht als eine Art Gesundheitsförderung, sondern klassifizieren das Konzept der universellen Lebensenergie als magisch-okkulte Praxis. In Verbindung mit den Symbolen wird auch gerne von einer Heilungsmagie gesprochen. Interpretationen, gemäß denen sich Jesus Christus für seine Wunderheilungen der universellen Lebensenergie bedient haben soll, werden von gläubigen Christen streng abgelehnt. Für sie sind die Heilungen Jesu ausschließlich auf die Gabe des Heiligen Geistes zurückzuführen.

Christliche Kreise, vor allem in den USA, aber mittlerweile auch in Europa, setzen dabei gerne Mythen in Umlauf, nach denen bei Reikibehandlungen fragwürdige Energien verabreicht werden, die bei den Empfängern Wahnvorstellungen auslösen. Populär sind ebenfalls Behauptungen, durch Reiki könnten Dämonen in die Chakren eingepflanzt werden und dort ihr Zerstörungswerk bei der jeweiligen Persönlichkeit beginnen. Diese Aussagen sind jedoch ebenso kritisch zu betrachten wie überzogene Heilungsversprechen.

Eine weitere Gefahr besteht darin, schlichtweg an den falschen Reikimeister zu geraten. Es gibt in der Reikiszene einige Berater, die Reiki ausschließlich kostenlos geben, da sie der Meinung sind, für das Geschenk der universellen Lebensenergie dürfe kein Entgelt gefordert werden. Die Mehrheit der Reikimeister verlangt jedoch ein Honorar, das sich in der Regel mit dem Satz deckt, der auch bei anderen alternativen Behandlungsformen üblich ist. Übermäßige Forderungen für Reikianwendungen sind daher ebenso skeptisch zu betrachten wie Versprechungen, Krankheiten vollständig heilen zu können. Gerät man in die Hände und Abhängigkeit eines solchen Scharlatans, erfolgt der notwendige Gang zum Arzt mitunter zu spät.

Die spirituellen Grundlagen von Reiki

Die Lebensregeln

Nachdem Mikao Usui in der Öffentlichkeit mit Reikianwendungen begonnen hatte, stellten sich rasch erste Erfolge ein.

Nach einigen Jahren zeigte sich jedoch ein völlig anderes Bild: Kaum einer der Menschen, die durch seine Behandlungen die positive Wirkung von Reiki erfahren hatten, konnte langfristig von den Wirkungen profitieren. Niemand hatte sein Leben wirklich angepackt und die eigenen Umstände verbessert. Dies veranlasste Usui, seinem Konzept die sogenannten Lebensregeln hinzuzufügen. Durch die Lebensregeln wird der Prozess der Selbstfindung in Gang gesetzt. Ihre regelmäßige Rezitation führt zu innerem Frieden und Harmonie mit dem Selbst und den Mitmenschen. Sie offenbaren die Resonanzen des Reiki Lernenden und Praktizierenden in der Außenwelt.

Die originalen japanischen Worte lauten:

- *Kyo dake wa*
- *Okoru na*
- *Shimpai suna*
- *Kanshi shite*
- *Go hake me*
- *Hito ni shinsetsu ni*

Es sind verschiedene Übersetzungen dieser Lebensregeln in deutscher Sprache im Umlauf. Das liegt vor allem daran, dass es oftmals schwierig ist, die feinen Nuancen einer Sprache beim Übersetzen wirklich zu erfassen, vor allem, wenn ganz andere kulturelle Denkmuster dahinter stecken.

Eine populäre Übersetzung der Lebensregeln lautet zum Beispiel:

Gerade heute ärgere dich nicht.

Gerade heute sorge dich nicht.

Sei dankbar für die vielen Segnungen.

Verdiene dein Brot mit ehrlicher Arbeit.

Sei freundlich zu deinen Nachbarn.

In dieser Übersetzung offenbart sich allerdings ein Problem. Denn mittlerweile ist viel mehr über die Auswirkungen der richtigen Wortwahl auf das Unterbewusstsein bekannt. Das Unterbewusstsein ist nämlich nicht in der Lage, aus einem *Ärgere dich nicht* den Wunsch nach Ruhe und Gelassenheit herauszufiltern. Denn Verneinungen können nicht erkannt werden. Daher sollten bei positiven Affirmationen stets die Worte nicht, ohne und kein außen vor bleiben.

Eine gute Übersetzung der Reiki-Regeln ist daher immer positiv formuliert:

Nur für heute, lass Deinen Ärger los.

Nur für heute, lass Deine Sorgen los.

Verdiene Dein Brot ehrlich.

Ehre Deine Lehrer, die Eltern und die Älteren.

Sei dankbar gegenüber allem, was lebt.

Eine etwas modernere Variante lautet:

Gerade heute sei froh und glücklich.

Gerade heute freue Dich.

Gerade heute ist für Dich gesorgt.

Gerade heute liebe die Menschen um dich herum.

Gerade heute spüre liebevolle Dankbarkeit für die ganze Schöpfung.

Wichtig bei den Lebensregeln ist die Betonung des Heute, des Jetzt. Dies spiegelt noch einmal den Aspekt der Selbstverantwortung, zu der Reiki anregen soll. Denn in jedem Moment steht es einem Menschen frei, über sein Leben zu entscheiden. Es besteht immer die Möglichkeit, zu wählen, woraus sich dann die Konsequenzen für Denken, Sprechen und Handeln ergeben.

Die erste Regel – Lass deinen Ärger los

Sich zu ärgern, ist die normalste Sache der Welt. Beinahe täglich ärgert man sich über jemanden, eine Situation oder auch sehr oft über sich selbst. Im Ärger zu verharren, bringt jedoch niemanden weiter. Es kostet Energie und Aufmerksamkeit, beschäftigt die Sinne und lässt einen in der Vergangenheit verhaften. Meistens kommt noch eine schlechte Stimmung hinzu, die das ganze Umfeld ansteckt. Je mehr Energie in eine Sache gegeben wird, desto größer und stärker wird sie. Ärger erzeugt nur noch größeren Ärger.

Wenn Ärger auftaucht, ist dies ein wertvoller Wegweiser, dass etwas nicht in Balance ist. Statt sich dem Ärger hinzugeben, sind Akzeptanz und Verständnis gefragt. Das bedeutet nicht, dass alles, was andere machen, für gut befunden werden muss. Doch es ist einfacher, seinen individuellen Weg fortzusetzen, wenn der Blick nicht durch Ärger getrübt wird. Durch diese veränderte Wahrnehmung ändern sich Verhalten, Handlungen und somit auch die Resonanz des Umfeldes.

Die zweite Regel – Lass Deine Sorgen los

Wer sich Sorgen macht, ist nicht bei sich selbst, sondern bei dem Menschen oder dem Umstand, durch den das Problem verursacht wird. Sorgen drücken die Stimmung herunter und können sich in körperlichen Beschwerden manifestieren. Sich zu viel um andere zu sorgen, ist oft auch ein Indiz dafür, vor der Verantwortung für das eigene Leben fliehen zu wollen. Sorgen können jedoch auch ein Warnzeichen dafür sein, dass mit einem Menschen im Umfeld etwas nicht in Ordnung ist. Statt sich den Kopf zu zerbrechen, ist es in einer derartigen Situation eher angebracht, Hilfe anzubieten oder aber die Sorgen loszulassen, wenn Unterstützung nicht gewünscht ist. Wer sich in den Sog der Sorge begibt, ist nicht frei für andere Herausforderungen des Lebens.

Allerdings ist niemand völlig sorgenfrei. Daher ist es wichtig, ob hinter auftretenden Sorgen ein ernsthaftes Warnzeichen steckt oder doch nur eine unbegründete Vermutung. Daher steht am Anfang die Evaluation der Sorge und danach das direkte Loslassen, wenn keine weitere Aktion notwendig ist. Die Energie wird schließlich für Wichtigeres gebraucht.

Die dritte Regel – Verdiene Dein Brot ehrlich

Diese Botschaft ist relativ klar. Sein Geld ehrlich zu verdienen, bedeutet, einer legalen Tätigkeit nachzugehen und korrekte Angaben in der Steuererklärung und der Buchhaltung zu machen. Wer Waren oder Dienstleistungen verkauft, sollte dem Kunden mit Ehrlichkeit begegnen. Das bedeutet, immer wieder die eigenen Wertvorstellungen auf den Prüfstand zu stellen. Wo muss nachjustiert werden, damit alles gerecht abläuft?

Die Lebensregel, das Brot ehrlich zu verdienen, bedeutet auch, seinen Maximen zu folgen und auch bereit zu sein, Fehler einzugestehen, nichts auf andere abzuschieben und die Verantwortung zu übernehmen. Es bedeutet aber auch, seiner beruflichen Bestimmung zu folgen und gegebenenfalls Maßnahmen einzuleiten, wenn die derzeitige Tätigkeit nicht zur inneren Botschaft passt. Ehrlich sein, bedeutet, aufrichtig, offen und ohne Verstellung zu leben und zu arbeiten.

Die vierte Regel – Ehre Deine Lehrer, die Eltern und die Älteren

Respekt ist der Schlüssel zu zwischenmenschlichen Beziehungen, doch manche laufen mit einer Maske herum. Sie zeigen nicht wirklich, was sie fühlen, verstellen sich und legen eine gespielte Freundlichkeit an den Tag. Wer aufrichtig ist und die Leistung anderer schätzt, wird Freundlichkeit und Förderung erfahren. Es gilt, allen Lebewesen um einen herum Achtung und Respekt zu schenken. Mikao Usui hat in seinen Regeln die klassischen Figuren, denen in der traditionellen japanischen Gesellschaft Respekt zukommen sollte, genannt. Doch die Definition geht natürlich weiter. Allen Lebewesen auf der Erde, ob Mensch, Tier oder Pflanze gebühren Respekt und Achtsamkeit. Dazu gehört auch Respekt für sich selbst, das heißt, sich etwas Gutes zu tun und sich regelmäßig um sein körperliches, geistiges und seelisches Wohlbefinden zu kümmern.

Die fünfte Regel – Sei dankbar gegenüber allem, was lebt

Dankbarkeit im Alltag zu praktizieren, ist denkbar einfach, doch die meisten vergessen die Wertschätzung der kleinen Dinge. Ob eine Tasse Tee, ein Waldspaziergang oder ein gutes Buch – die Dinge sind perfekt, so, wie sie in diesem Moment sind. Wer sich darauf konzentriert, hat es auf Dauer leichter, als wenn der Blick nur auf Negatives gelenkt wird. Ist zu viel Aufmerksamkeit auf das gerichtet, was gerade im Leben und in der Welt nicht rund läuft, werden diese negativen Schwingungen angezogen und die Situation verschlechtert sich weiter. Wird das Gefühl der Dankbarkeit jedoch ins Leben integriert, erhöht sich automatisch die Schwingungsfrequenz. Die positive Grundstimmung, die durch Dankbarkeit erzeugt wird, zieht dann weitere schöne Erlebnisse und Begegnungen ins Leben.

Das gilt vor allem auch für materiellen Besitz. Wenn immer nur darüber nachgedacht wird, was alles im Leben fehlt, wird zwangsläufig ein Mangel entstehen. Wird im Alltag jedoch nach Menschen, Situationen und Dingen Ausschau gehalten, für die Dankbarkeit empfunden werden kann, wird sich auch mehr Gutes im Leben zeigen. Dies ist sozusagen eine selbsterfüllende Prophezeiung.

Wie läuft eine Reiki-Behandlung ab?

Auch wenn man von Reiki-Behandlungen spricht, ist die Anwendung natürlich nicht mit einer ärztlichen oder heilpraktischen Maßnahme vergleichbar. Zu Anfang findet ein Vorbereitungsgespräch statt, das aber nicht dazu dient, eine Diagnose zu stellen. Durch die Behandlung können körperliche oder seelische Heilungsprozesse in Gang gesetzt oder beschleunigt werden, eine Erfolgsgarantie gibt es allerdings nicht. Je unbelasteter und vorurteilsfreier in die Behandlung gegangen wird, desto größer fällt die Entspannung aus, und das gewünschte Ergebnis kann eintreten.

Auf jeden Fall wird Reiki den Behandelten in ein energetisches Gleichgewicht versetzen. Ist eine Blockade sehr stark, kann es auch zu reinigenden Reaktionen kommen. So sind Tränenausbrüche während einer Sitzung nichts Ungewöhnliches. Eine Erstverschlimmerung der Symptome kann ebenfalls erfolgen, diese zeigt aber, dass heilende Prozesse in Gang gekommen sind. Manche kombinieren Reiki mit anderen esoterischen oder religiösen Praktiken. Das ist nicht notwendig, eine schlichte, neutrale Atmosphäre reicht völlig aus.

Eine Anwendung dauert mindestens dreißig Minuten, sie kann jedoch auch deutlich länger dauern, wenn sehr tief sitzende Blockaden gelöst werden müssen.

Locker sitzende Kleidung ist von Vorteil, in der Regel liegt der Behandelte auf einer bequemen Liege, im Hintergrund läuft meist Meditationsmusik. Der Reiki Gebende energetisiert die Chakren oder schmerzenden Stellen durch Auflegen der Hände. Es können beim Empfangenden Wärme- oder Kältegefühle oder sonstige körperliche und emotionale Reaktionen ausgelöst werden. Damit eine hohe energetische Wirkung erreicht wird, sollten vier Anwendungen möglichst rasch aufeinander erfolgen. Die konsequente Erhöhung der Schwingungen und die konstante Energiezufuhr fördern im Gegensatz zu sporadischen Anwendungen den Heilungsprozess. Im Anschluss an eine Behandlung findet ein Nachgespräch statt.

Die Selbstbehandlung mit Reiki

Im Rahmen der Einweihung in den ersten Grad werden dem Schüler 19 Standardpositionen zur Selbstbehandlung beigebracht. In den ersten 21 Tagen nach der Einweihung in den ersten Grad findet ein großer Selbstreinigungsprozess statt. Der Reikischüler sollte daher täglich eine Selbstbehandlung durchführen. Viele integrieren die Selbstbehandlung auch darüber hinaus in den normalen Tagesablauf. Während der Selbstbehandlung bisweilen einzuschlafen, ist normal und stellt keinen Grund zur Sorge dar - die Wirkung wird hierdurch keinesfalls gemindert.

Die Positionen 1 bis 12 finden in Rückenlage statt

Position 1

Hier wird das dritte Auge oder sechste Chakra angesprochen. Beide Hände werden auf die Augen gelegt. So können nicht nur diese, sondern auch die Stirn- und Nasennebenhöhlen, die Hypophyse und die Epiphyse positiv beeinflusst werden.

Position 2

Jetzt werden die Handflächen seitlich der Schläfen positioniert, damit die rechte und linke Gehirnhälfte harmonisiert werden können.

Position 3

Beide Hände werden nun auf die Ohren gelegt.

Position 4

Die Hände wandern nun auf den Hinterkopf. Dort bilden sie eine Art Schale, um den Kopf bequem einzubetten. So wird die Verbindung zum dritten Auge wieder hergestellt.

Position 5

Indem die Hände auf der Schädeldecke liegen, kann das siebte Chakra direkt beeinflusst werden.

Position 6

Die linke Hand wird locker auf den Hals gelegt, während die rechte ihren Platz auf der Thymusdrüse findet. Auf diese Weise wird das fünfte Chakra angesprochen.

Position 7

Die siebte Position unterstützt Herz und Lunge. Die linke Hand wandert auf das Herzchakra, die rechte wird schräg darüber platziert.

Position 8

Indem beide Hände unter der Brust liegen, werden Leber, Galle, Milz sowie Teile des Magens und der Bauchspeicheldrüse positiv beeinflusst.

Position 9

Etwa eine Handbreit tiefer können nun auch die übrigen Teile des Magens und der Bauchspeicheldrüse sowie das Darmsystem erreicht werden.

Position 10

Wenn die eine Hand eine Handbreit unter dem Nabel liegt und die andere im selben Abstand darüber, wird das dritte Chakra oder der sogenannte Solarplexus aktiviert.

Position 11

Beide Hände liegen auf dem Unterleib und bilden ein V. Durch das zweite Chakra wird der gesamte Unterleib mit den Fortpflanzungsorganen, der Blase, dem Harnleiter und dem Blinddarm erreicht.

Position 12

Beide Hände liegen auf den Knien. Wenn das im Liegen zu unbequem ist, kann diese Position auch im Sitzen absolviert werden.

Die Positionen 13 bis 19 werden in Bauchlage absolviert

Position 13

Schultergürtel und Halswirbel werden gestärkt, indem die Hände auf die Schultern gelegt werden, wobei die Handgelenke eine Gerade bilden sollten. Wird das als zu unbequem empfunden, können auch nur die Fingerspitzen benutzt werden.

Position 14

Nun wandert eine Hand in den Nacken, die andere liegt am Hinterkopf auf.

 54

Position 15

Nieren und Lunge werden gestärkt, wenn beide Hände gerade auf dem Rücken liegen.

Position 16

Um jeden Bereich der Nieren zu erreichen, werden nun beide Hände am Rücken auf Taillenhöhe gelegt.

Position 17

Wenn beide Hände schräg auf den Hüften liegen, kräftigt das den gesamten Unterleib, v. a. hilft diese Position aber auch bei Ischiasbeschwerden.

Position 18

Eine Hand legt sich nun senkrecht auf die Wirbelsäule, und zwar genau auf das Steißbein. Das regt das erste Chakra, das auch Wurzelchakra genannt wird, an.

Position 19

Die Hände werden nacheinander auf die Fußsohlen gelegt, dabei befinden sich die Fingerspitzen jeweils am Ende der Zehen. Die komplette Selbstbehandlung dauert rund eine Stunde. Jede Position sollte für drei bis fünf Minuten gehalten werden.

Kurzbehandlung mit Reiki

Kurzbehandlungen stellen eine Vereinfachung des kompletten Ablaufs der Selbstbehandlung dar. Demnach, wann es in den Tagesablauf passt, werden drei bis vier Positionen ausgesucht, was maximal zwanzig Minuten dauert. Am nächsten Tag wird dort weitergemacht, wo am Vortag aufgehört wurde. Wer täglich mit vier Positionen arbeitet, schafft alle Positionen in fünf Tagen.

Eine Kurzbehandlung kann auch gezielt an den einzelnen Chakren erfolgen, diese dient der Optimierung der Versorgung der Chakren und der Anbindung an das innere Energiesystem. Eine Kurzbehandlung ist in Stresssituationen angebracht und immer, wenn das Bedürfnis nach einer schnellen Harmonisierung besteht. Außerdem eignet diese sich hervorragend, um die Funktionsweise der Chakren aufrechtzuerhalten.

Bei Reiki ist es jedoch auch wichtig, sich von seiner Intuition leiten zu lassen. Wird in einem bestimmten Bereich eine Blockade gespürt, kann sofort, einfach und unkompliziert Reiki auf die entsprechende Stelle oder in das jeweilige Chakra gegeben werden. Ein kompletter Ablauf der Selbstbehandlung ist dann nicht notwendig.

Das Handauflegen erlernen und ausüben

Da die universale Lebensenergie stets verfügbar ist, muss Reiki im Prinzip nicht gelehrt werden. Das Potenzial, Reiki zu geben, hat grundsätzlich jeder Mensch. Der Lehrer stellt sich lediglich als Kanal zur Verfügung, um den bei jedem Menschen vorhandenen Kanal für Reiki für den Durchfluss zu reinigen und vorzubereiten, damit die Energie durch die Hände übertragen werden kann. Dies nennt man Einweihung.

Reiki nach Mikao Usui kennt mehrere Grade, jeder ist ein in sich abgeschlossenes System. Nach dem ersten Grad, der gewöhnlich in einem Wochenendseminar unterrichtet wird, hat der Schüler bereits die Möglichkeit, Reiki für sich selbst und andere anzuwenden. Der Unterricht erfolgt in der Regel in Gruppen, doch sind auch individuelle Einweihungen möglich.

Das traditionelle Reiki nach Usui kennt drei verschiedene Grade. Mittlerweile haben sich von dieser Linie jedoch verschiedene Reikisysteme abgespalten, die eine ganz eigene Methodik verfolgen. Alle Reikiarten, von denen einige als geschütztes Warenzeichen eingetragen sind, beziehen sich auf dieselbe Energiequelle, allerdings sollen sich laut Angaben der Urheber die Schwingungsfrequenzen vom klassischen Reiki nach Usui unterscheiden. Da Usui sein Reikisystem jedoch als vollständig und in sich geschlossen bezeichnete, ist es diskutabel, ob es sich bei den anderen Systemen überhaupt noch um Reiki handelt.

Der erste Grad

Der erste Grad lehrt, wie die universelle Lebensenergie durch die Hände kanalisiert werden kann.
Eingeweihte können sich selbst oder anderen
Lebewesen Reiki geben, sobald sie ihre Hände auf
die entsprechenden Körperstellen legen. Innerhalb des ersten Grades erfolgen vier sogenannte
Einweihungen. Dadurch kann der Lernende Reiki
für den Rest seines Lebens anwenden, diese Fähigkeit geht auch nicht verloren, wenn Reiki über
viele Jahre hinweg nicht praktiziert wird.

Die entsprechenden Handpositionen, um sich
und anderen sofort helfen zu können, werden ferner beim ersten Grad gelehrt. Außerdem werden
generelle Themen wie die Geschichte des Reiki
und die Lebensregeln behandelt.

Ein Reikischüler, der den ersten Grad absolviert
hat, muss sich nicht anstrengen, die Energie fließen zu lassen. Eigene Energie wird beim Hand-
auflegen nicht verbraucht, der Gebende wirkt lediglich als ein Kanal.

Empfänger und Sender profitieren gleichermaßen von einer Anwendung, denn bei jeder Anwendung werden beide harmonisiert und energetisch erhöht. Daher ist es nicht möglich, schädliche energetische Strukturen und Muster während einer Behandlung zu übertragen, Reiki schützt auf natürliche Weise.

Der erste Grad ermöglicht es weiterhin, von nun an feinstoffliche Wahrnehmungsfähigkeiten weiter auszubauen und zu schulen. Eine regelmäßige Übepraxis ist nach der Einweihung in den ersten Grad empfehlenswert, da nur so spirituelles Wachstum gefördert werden kann. Alle während des ersten Grades gelehrten Techniken schließen die vollständige Eigenbehandlung sowie die Behandlung anderer mit Reiki ein.

Der zweite Grad

Zwischen der Einweihung in den ersten Grad und dem zweiten Grad sollte eine Pause liegen, in der Reiki regelmäßig praktiziert wird. Üblicherweise signalisiert das Unterbewusstsein dem Schüler, wann es Zeit ist, diesen Schritt zu gehen. Manche Lehrer veranschlagen jedoch pauschal drei Monate zwischen den Einweihungen. Der zweite Grad stellt eine weitere Schwingungserhöhung dar. Der Schüler erhält eine Einweihung in drei Reiki Symbole. Manchmal werden die drei Symbole in einer Einweihung gelehrt, während andere Lehrer es bevorzugen, jeweils eine spezielle Einweihung zu geben. Die Symbole dienen der Kraftverstärkung, zur Behandlung der Mentalebene und zur Reikiübertragung via eine gewisse Distanz. Der zweite Grad bedeutet nicht, dass der Schüler nun schneller oder effektiver heilen kann. Er hilft lediglich dabei, feinere Bewusstseinszustände zu entwickeln, die Tür zu weiteren Wahrnehmungsräumen zu öffnen und die Energie zielgerichteter einsetzen zu können. Daher ist es im Rahmen des zweiten Grades wichtig, dem Schüler zu vermitteln, wie die Reikienergie verantwortungsbewusst eingesetzt wird.

Der Meistergrad

Die höchste Einweihung im Reikisystem vermittelt das vierte Symbol. Mikao Usui wählte für diese Stufe traditionell jene Schüler aus, die bereit waren, ihr Leben und Wirken ganz dem Reiki zu widmen. Usuis Nachfolger legten Wert darauf, dieses System gewissenhaft weiter zu verfolgen. Der Meistergrad befähigt dazu, andere in Reiki einzuweihen und Reiki zu unterrichten. Diese Ausbildung kann durchaus zwei Jahre dauern, damit auch das entsprechende didaktische Rüstzeug erworben werden kann.

Das gelehrte Meistersymbol hilft auf dem Weg zur eigenen, inneren Meisterschaft und dem Pfad spiritueller Erleuchtung. Ein Reikimeister ist keineswegs ein fertiger Erleuchteter oder ein Übermensch. Der Weg ist hier immer noch das Ziel und nur Übung macht den Meister. Viele haben jedoch nicht den Wunsch, Reiki zu lehren und sind am Meistergrad nur zur eigenen spirituellen Weiterentwicklung interessiert. Viele Reikilehrer geben heute deshalb Meister- und Lehrergrad in getrennten Einheiten weiter.

Die Reikisymbole

Viele Reikianwender betrachten die Symbole als etwas Heiliges und bestehen auf ihrer Geheimhaltung. In der Tat sind die Symbole auch nur für diejenigen bestimmt, die eine Einweihung in den zweiten Grad erhalten haben. Mittlerweile werden die Symbole jedoch in vielen Büchern und auf Webseiten öffentlich präsentiert, was vielleicht nicht schlecht ist, da dies Reiki den Touch einer okkulten Geheimgesellschaft nimmt. Nichteingeweihte können ohnehin nichts mit den Symbolen anfangen, weshalb ein Missbrauch ausgeschlossen ist. Dies wurde sogar durch mehrere Tests bestätigt. Die Symbole wurden Uneingeweihten oder Schülern des ersten Grades gezeigt und erklärt. Anschließend wurden die Kandidaten gebeten, die Symbole mit den ihnen bekannten Techniken zu benutzen. Das Ergebnis zeigte eindeutig, dass die Symbole ihre Macht und Wirkung nur durch die entsprechende Einweihung entfalten.

Die Reikisymbole basieren zum größten Teil auf den japanischen *Kanji*-Schriftzeichen. Sie müssen exakt so nachgezeichnet werden, wie es der Meister während der Einweihung vorgegeben hat. Manchmal gibt es Abweichungen in der Art, die Zeichen zu schreiben. Das liegt daran, dass sich die Zeichenart mit der Zeit und über die diversen Meisterlinien etwas aufgelockert hat. Diese kleinen Unterschiede schmälern jedoch weder Kraft noch Energie des jeweiligen Symbols.

Die vier Symbole sind wie ein Schlüssel zu verstehen. Werden sie im Schloss umgedreht, öffnet sich die Tür, um eine bestimmte Aktion schneller und effektiver zu erreichen. Der Eingeweihte erhält so besseren Zugang zur universellen Lebensenergie. Reiki nach Usui kennt vier Symbole, die ersten drei werden im zweiten Grad unterrichtet, das letzte im Meistergrad. Neuere Reikiarten verfügen über eigene Symbole oder haben die bestehenden Symbole ergänzt.

Das Symbol Cho Ku Rei

Das Symbol *Cho Ku Rei* besteht aus drei Kanji-Schriftzeichen. Die Einzelbedeutungen lauten:

- *Cho*: Krummschwert, das eine geschwungene Linie zeichnet
- *Ku*: Eindringen, um ein Ganzes im Nichts zu schaffen
- *Rei*: Geist oder mysteriöse Kraft

Das Symbol ist die Einladung, die Reikienergie fließen zu lassen. Es verändert zugleich die fließende Energie und macht sie besonders aktivierend und nachhaltig. Taucht bei einer Behandlung eine große Blockade auf, kann Cho Ku Rei eingesetzt werden, um diese aufzulösen. Das ist besonders effektiv in Fällen, in denen der Reiki Gebende an der Stelle Temperaturunterschiede fühlt.

Die Quelle des Reiki wird im Symbol durch die horizontale Linie dargestellt. Die vertikale Linie bildet den Energiefluss ab und wird siebenmal von der Spirale berührt, die für die sieben Chakren steht.

Das Symbol Sei Heki

Die beiden Schriftzeichen von *Sei Heki* stehen für:

- *Sei*: Im Verborgenen liegende Dinge oder den Embryonalzustand
- *Heki*: Die Ausbalancierung von aus dem Gleichgewicht Geratenem

Sei Heki wird eingesetzt, um auf allen Ebenen Ausgleich und Harmonisierung zu erreichen. Besteht ein Energieüberschuss, wirkt das Symbol beruhigend. Ein typisches Anwendungsbeispiel wäre ein übermäßig aktives Chakra. *Sei Heki* hilft dann, die Aktivität auf ein normales Maß zu reduzieren. Generell kann es zur Beruhigung eingesetzt werden, ferner in stressigen Alltagssituationen wie z. B. vor Prüfungen oder wichtigen Geschäftsterminen.

Der linke Teil des Symbols verkörpert Yang, beziehungsweise die linke Gehirnhälfte, wo logisches Denken und strukturelles Arbeiten zu Hause sind. Die rechte Seite symbolisiert die rechte Gehirnhälfte und die mit ihr verbundenen Eigenschaften wie Gefühl, Intuition, Kreativität und Fantasie.

Das Symbol Hon Sha Ze Sho Nen

Das umfangreichste Reikisymbol stellt den menschlichen Körper mitsamt fünf Chakren und den fünf Elementen dar. Die *Kanji*-Zeichen lauten in der Übersetzung:

- *Hon*: Beginn
- *Sha*: Leuchten
- *Ze*: Auf dem richtigen Kurs sein
- *Sho*: Ziel
- *Nen*: Stille und Ruhe im Sein

Dieses Symbol überwindet Zeit und Raum und kann eine Verbindung über Entfernungen hinweg herstellen. Als Kontaktsymbol ermöglicht *Hon Sha Ze Sho Nen*, Reiki an Menschen zu senden, die räumlich nicht anwesend sind. Es wird daher hauptsächlich zur Fernheilung eingesetzt. Doch auch Ereignisse in der Vergangenheit oder in der Zukunft können durch dieses Symbol mit Energie versorgt werden. Ein weiterer Aspekt von *Hon Sha Ze Sho Nen* ist die Heilung des Inneren Kindes.

Das Symbol Dai Komio

Dai Komio ist das einzige Symbol, das während der Ausbildung zum Reikimeister gelehrt wird. Die Übersetzung lautet wörtlich:

- *Dai*: Die Kraft ist mit mir
- *Komio*: Die Kraft und ich sind Eins

Diese Bedeutungen werden jedoch in der Regel als großes scheinendes Licht oder allumfassendes Universum interpretiert. Im Zen ist *Dai Komio* das Symbol für die Buddhanatur und den Zustand der Erleuchtung. *Dai Komio* wird auch als das Herz des Reiki bezeichnet. Es hilft bei der Öffnung zum eigenen Selbst, zur wahren Natur. Intellektuell nur schwer zu erfassen, stellt es die stärkste Verbindung zwischen der Welt und der Reikienergie dar.

Weitere Anwendungen von Reiki

Essen

Die Segnung von Speisen ist in vielen Kulturen gängige Praxis. Mit Reiki können Lebensmittel und Getränke energetisch gereinigt und positiv aufgeladen werden. Davon profitiert besonders der Verdauungstrakt.

Arzneimittel

Bei bestimmten Krankheitsbildern müssen Präparate gegeben werden, die sehr aggressiv sind und viele Nebenwirkungen haben. Das ist zum Beispiel bei der Behandlung von Krebs und insbesondere bei der Chemotherapie der Fall. Reiki kann die auftretenden Nebenwirkungen abmildern und so das Befinden des Patienten verbessern.

Maschinen

Im klassischen Reiki nach Usui begrenzt sich die Anwendung auf Lebewesen, doch mittlerweile liegen auch positive Erfahrungen bei Maschinen vor. Akkus von Computern, Telefonen und Haushaltsgeräten leben länger und leisten deutlich mehr, wenn sie mit Reiki aufgeladen werden.

Lebensraum

Aus der chinesischen Lehre von *Feng Shui* ist bekannt, dass Häuser und Wohnräume ihre ganz eigene Energie haben. Die vorherigen Bewohner haben im Gebäude zudem oft eine Menge energetischen Müll hinterlassen. Reiki kann in diesen Fällen ein Haus energetisch reinigen und positiv aufladen. Diese spirituelle Reinigung empfiehlt sich nicht nur beim Einzug, sondern sie sollte regelmäßig durchgeführt werden, um die Harmonie zwischen den Bewohnern zu erhalten.

Pflanzen

Genauso wie Haustiere von Reiki profitieren, freuen sich auch die Pflanzen im Haus, auf dem Balkon und im Garten als lebende Organismen über regelmäßige Reikieinheiten. Die Blüte wird üppiger, es kommt zu wenig bis gar keinem Schädlingsbefall, die Ernte fällt reicher aus, Samen keimen leichter und Ableger ziehen besser Wurzeln.

Die verschiedenen Reikiarten

Mittlerweile gibt es eine unglaubliche Vielfalt an Reikiarten und es fällt schwer, den Überblick zu behalten. Viele der Namen klingen magisch-märchenhaft. Da gibt es das *Ancient Egyptian Reiki*, das *Celtic Wisdom Reiki* oder das *Crystal Reiki*. Systeme wie das *Delphin Reiki* werden zur Selbsteinweihung auf CD angeboten. Das *Drachen Reiki* knüpft an die Energie der Fabelwesen an und versteht sich als Mysterienschule. Beim *Karma Reiki* handelt es sich um einen Usuiklon, der sich vor allem mit der Heilung karmischer Verstrickungen und weiterer Inkarnationsprobleme befasst.

Lightarian Reiki verspricht, Verbindungen mit aufgestiegenen Meistern herzustellen. Das *Tibetische Reiki* setzt einen Meistergrad im klassischen *Usui Reiki* voraus, wobei nicht ganz klar ist, woher dieses System wirklich stammt. Allzu viel Tibetisches wird nämlich nicht verwendet. *Ra-Sheeba* bezieht sich auf eine Energie, die das letzte Mal zu pharaonischen Zeiten im Umlauf war. Das *Reiki der Violetten Flamme* rückt den aufgestiegenen Meister Saint Germain in den Mittelpunkt. *Tachyon Reiki* gilt als schnell und effektiv, da hier direkt die Zellinformationen angesprochen werden sollen.

Daneben gibt es noch viele weitere Reikiarten oder Reikiklone. Manche Systeme können, je nach spiritueller Ausrichtung, eine wertvolle Ergänzung zur Praxis mit *Usui Reiki* sein. Allerdings besteht auch immer die Gefahr, dass Schindluder und Scharlatanerie mit solchen neuartigen Systemen getrieben werden. Ein klassischer Fall ist zum Beispiel, wenn jemand damit wirbt, die Energie eines aufgestiegenen Meisters auf einen Reikischüler zu übertragen. Dasselbe gilt für derartige Formen von Engelreiki.

Eine Einweihung kann nur von Meistern oder Engeln selbst erfolgen, diese Wesenheiten suchen sich keineswegs irgendeinen Menschen aus, um diese Aufgabe für sie zu vollbringen. Gewöhnlich ist der Ruf eines Meisters nämlich so stark, dass ein Mensch jede Mühe auf sich nimmt, um ihm zu folgen. Spirituelle Abkürzungen in Form von Meisterreiki sind daher nicht notwendig.

Woran erkennt man seriöses Reiki?

Die meisten Schüler wählen ihre Einweihung in Reiki nach den Kosten, nach guter Erreichbarkeit des Kursortes und nach angenehmen Unterrichtszeiten aus. Tatsächlich sind dies Punkte, die eine untergeordnete bis keine Rolle spielen sollten. Erscheint die Lehrerpersönlichkeit stimmig, sollte kein Weg zu weit sein, um eine Einweihung zu erhalten.

Ein seriöser Reikilehrer ist authentisch und lebt vor, was er in den Kursen erzählt. Er bleibt sich selbst treu und unternimmt nicht irgendwelche Aktionen, um seinen Schülern besser zu gefallen, oder die leeren Plätze im Kurs zu füllen. Schwierigen Themen weicht ein guter Lehrer nicht aus, er hat einen fairen, lebendigen Diskussionsstil und inszeniert sich nicht als allwissender Meister.

Die Rechtschaffenheit erstreckt sich jedoch nicht nur auf seinen Unterricht. Die Verwaltung seiner Schule ist transparent. Es werden Rechnungen ausgestellt, versteckte Kosten gibt es nicht und alle Einkünfte werden ordnungsgemäß versteuert. Ein seriöser Reikilehrer stellt auch keine Telefonate oder E-Mails extra in Rechnung oder versucht seinen Schülern, weitere esoterische Angebote schmackhaft zu machen, die nichts mit Reiki zu tun haben und nur zu einem überhöhten Preis zu haben sind.

Im Idealfall bietet die Schule einen Preisnachlass für sozial schwache Personen an. Die jeweiligen Preise sollten angemessen sein. Viele Reikilehrer orientieren sich an den Richtlinien des Dachverbandes für geistiges Heilen. Die Kursgebühr sollte mit der Anmeldung klar kommuniziert werden. Wenn plötzlich Extrakosten entstehen, ist Vorsicht geboten.

Ein guter Reikilehrer lässt seine Schüler auch nach den Einweihungen nicht im Regen stehen. Es besteht die Möglichkeit zur persönlichen Beratung oder das ausbildende Institut organisiert regelmäßige Reikitreffen.

Generelle Vorsicht ist bei Onlineeinweihungen geboten und bei Reikigraden, die im Internet ersteigert werden können, ferner bei Einweihungen per Telefon. Ein Lehrer-Schüler-Verhältnis lebt vom persönlichen Kontakt.

Wer nur Reikibehandlungen genießen möchte, kann einige der Kriterien für die Lehrersuche beachten. Auch hier gilt, dass die Preise für die Behandlungen transparent sein müssen und der Reiki Gebende seine Buchführung ordentlich machen sollte.

Zudem muss klar sein, nach welchem Reikisystem behandelt wird. Im Zweifelsfall ist immer traditionelles Reiki nach Usui zu bevorzugen.

Epilog

Reiki ist eine einfache und auf der ganzen Welt verbreitete Heilmethode für Körper, Geist und Seele. In erster Linie geht es hierbei darum, die Selbstheilungskräfte zu stärken und dem Körper den richtigen Weg zur Harmonisierung zu weisen.

Wer sich behandeln lassen will oder sich zum Reiki-Meister ausbilden lassen will, sollte sicher gehen, dass er sich in geschulte, aber auch in helfende und wohlgesonnene Hände begibt. Häufig haftet Reiki der Ruf des Unseriösen und der Geschäftemacherei mit Leichtgläubigen an – Teilweise zu Recht, denn gerade im Bereich des Reiki wird viel Schindluder getrieben. Viel zu oft erlebt man, dass Schüler wie am Fließband, gleichsam im Sekundentakt, zu Meistern geweiht werden. Auch telefonische Einweihungsrituale oder Einweihungen gegen sexuelle Gefälligkeiten sind keine Motive, das teilweise schlechte Image des Reiki zu verbessern.

Gleichermaßen habe ich jedoch auch äußerst liebenswürdige Reikimeister getroffen, welche die ehrliche Absicht haben, Menschen zu helfen. Beim Erteilen von Weihen sollte daher auch eher auf Qualität als auf Quantität geachtet werden.

Wer Reiki praktiziert, sollte sich auf einen intensiven Entwicklungsprozess einlassen, welcher die ganze Persönlichkeit umfasst. So sollte ein Reikilehrer sich durch Charakterfestigkeit, Integrität und Authentizität auszeichnen.

Ich hoffe, Sie können dem Buch einige wertvolle Anregungen und Impulse entnehmen, die Sie bestmöglich für sich nutzen können - unabhängig davon, ob Sie sich lediglich über Reiki informieren wollen, ob Sie sich behandeln lassen wollen oder selbst eine Reiki-Ausbildung machen möchten.

Auf Ihrem persönlichen Weg zu einem gesunden, glücklichen und erfüllten Leben wünsche ich Ihnen alles erdenklich Gute.

Zur Herausgeberin

Dr. Angela Raab, geboren in Bad Kissingen, ebenda auch aufgewachsen. Studium der Pharmazie in Würzburg, anschließend Approbation zur Apothekerin. Aufbaustudium der Pharmaziegeschichte in Marburg, Abschluss als Pharmaziehistorikerin. Dort auch Promotion zum Dr. rer. nat.

Seit 1996 bis dato Arbeit in öffentlichen Apotheken und Krankenhausapotheken in ganz Deutschland sowie der Schweiz. Daneben Seminartätigkeit im In- und Ausland.

Ein herzliches Dankeschön

- an dieser Stelle an alle werten Leserinnen und Leser.

Wenn Ihnen mein Ratgeber gefallen hat und dieser für Sie nützlich ist, würde ich mich über eine kurze Rezension freuen.

Lob, Kritik oder Anregungen können Sie mir gerne auf meiner Facebook-Seite

https://www.facebook.com/AngelaFetzner

oder auf meiner Homepage mitteilen:

http://www.angela-fetzner.de

Bücher herausgegeben von Dr. Angela Raab

Finden Sie alle auf der Homepage:
http://www.angela-fetzner.de

Hier können Sie sich auch für meinen Newsletter anmelden, um regelmäßig Informationen über neue Bücher, Preisaktionen, Verlosungen und Gesundheitstipps zu erhalten.

Außerdem finden Sie meine E-Books in allen führenden Online Shops und die Druckbücher im Versand- und Standardbuchhandel.

Meine Homepage

Auf meiner Homepage finden Sie nicht nur alle Bücher und E-Books.

Darüber hinaus möchte ich den Leserinnen und Lesern auch einen besonderen Service bieten. So stelle ich auf meiner Homepage regelmäßig Onlinelesungen von mir ein, weiter schreibe ich Blogartikel zu verschiedenen Themen sowie Rezensionen zu diversen Büchern.

http://www.angela-fetzner.de

Qualität im Zeichen des Mörsers

Warum Qualität im Zeichen des Mörsers?

Warum Fachbuch, Sachbuch und Ratgeber in den Bereichen Medizin, Pharmazie und Gesundheit besser nicht von Laien geschrieben werden sollten? Nun, die Gründe liegen auf der Hand – gerade in diesem sensiblen Bereich ist eine genaue, fachlich kompetente Überprüfung der Inhalte erforderlich. Im Zuge der an sich positiven Öffnung des Buchmarkts ergeben sich leider aber auch Märkte für Betrüger, Scharlatane und selbst ernannte Experten. Deshalb sollte der Leser VOR dem Kauf eines Buches wissen, wer wirklich als Autor dahinter steht. Ein Großteil der Gesundheitsbücher wird von Laien geschrieben, welche über keinerlei medizinische oder pharmazeutische Ausbildung verfügen.

Damit diese Tatsache dem Leser nicht auffällt, schreiben diese Autoren unter einem Pseudonym und legen großartige, gefälschte Autorenprofile an, in denen sie wahlweise Ärzte, andere Doktoren, Ernährungswissenschaftler, Ernährungsberater, Heilpraktiker, Coachs oder Psychologen sind. Dazu kommen noch gefakte (käufliche) Fotos von jungen, dynamisch wirkenden Personen – welche diese Autoren aber natürlich gar nicht sind. Der Fantasie des Betrugs sind hier keinerlei Grenzen gesetzt. Auf diese Weise wollen diese Fake-Autoren Kompetenz vortäuschen, welche sie in Wirklichkeit natürlich nicht besitzen.

Liest man die „Bücher" dieser falschen Autoren durch, werden dort bestenfalls nutzlose Hinweise gegeben – ich habe aber auch schon „gute" Ratschläge gesehen, welche dem Leser das Leben kosten können…

Das Problem ist hierbei, dass die Leser den scheinbaren Experten vertrauen und als Laien ja auch gar nicht merken, was in solchen „Büchern" vom Stapel gelassen wird. Hinzu kommt, dass viele der „Autoren" „Mehrfachidentitäten" besitzen, d. h. sie benutzen mehrere Pseudonyme, unter denen sie oftmals den gleichen Content veröffentlichen. Der Anteil an höchst unprofessionellen, inhaltlich falschen, gefährlichen und wertlosen „Büchern" – die „Bücher" umfassen hierbei oft nur 10-60 Seiten – steigt exponentiell an, so dass sich der Leser erst mal den Weg durch all diese „Werke" bahnen muss.

Aus diesem Grund habe ich – um eine Schneise in den kaum zu durchdringenden Dschungel von qualitativ minderwertiger Laiensachliteratur zu schlagen - das Qualitätslogo im Zeichen des Mörsers entwerfen und schützen lassen, welches dem Leser geprüfte Qualität verspricht.

Qualität im Zeichen des Mörsers

Der Mörser gilt seit dem späten Mittelalter als das bekannteste mit der Apotheke verbundene Symbol und als das Apothekenwahrzeichen schlechthin.

Bei Büchern im Zeichen des Mörsers können Sie darauf vertrauen, dass die Autorin als promovierte Apothekerin sowohl die entsprechende Fachkompetenz als auch die notwendige Praxiserfahrung besitzt. Alle Bücher entsprechen dem aktuellen Wissensstand der Medizin und Pharmazie.

Als Apothekerin der Praxis mit dem entsprechenden fachlichen Wissen ist es das Anliegen der Autorin, dem Leser komplizierte medizinische Sachverhalte verständlich nahe zu bringen. Als unabhängige Autorin und Apothekerin fühlt sich die Verfasserin nur der Gesundheit und dem Wohl der Menschen verpflichtet.

Leseprobe Ayurveda – Die Kunst vom guten Leben

Prolog

In den letzten Jahren erfreut sich Ayurveda auch im Westen zunehmender Beliebtheit. Die in Indien beheimatete älteste Gesundheitslehre der Welt ist ein ganzheitliches Lebenskonzept, das lehrt, wie man Gesundheit, Vitalität und Lebensfreude bis ins hohe Alter bewahren kann. Gesundheit kann hierbei nur durch das Gleichgewicht von Körper, Seele und Geist erreicht werden. Ziel ist ein langes Leben, ohne Krankheit und Gebrechen, stattdessen reich an innerem Glück, Vitalität und Wohlbefinden. Der gut verständliche Ratgeber möge dem Leser als Einblick in die spannende Welt des Ayurveda dienen – zum Einlesen, zum Inspirieren, zum Umsetzen. Das Buch zeigt, wie man die Prinzipien des Ayurveda in den Alltag integrieren kann und wie man Gesundheit und Wohlbefinden steigern sowie die innere Balance erhalten oder wiederfinden kann.

Was genau ist Ayurveda?

Wer sich näher mit Ayurveda beschäftigt, wird schnell feststellen, dass es sich hierbei um weit mehr als um wohltuende Wellnessmassagen handelt oder um mehr oder mehr weniger authentische ayurvedische Kochrezepte, sondern vielmehr um eine umfassende Gesundheitslehre, die alle Bereiche des Lebens er- und umfasst. Denn die Lehre des Ayurveda stellt eine verwobene und komplexe Mischung von Wissenschaft, Religion, Philosophie, Mythologie und Astrologie dar.

Ayurveda ist eine traditionelle indische Heilkunst und Gesundheitslehre. Übersetzt bedeutet Ayurveda „das Wissen vom (guten und langen) Leben". Der Begriff stammt aus dem Sanskrit – der alten Hochsprache Indiens - und setzt sich aus den Wörtern Ayus (Leben) und Veda (Wissen) zusammen.

Ayurveda ist eine ganzheitliche Lehre, die besagt, dass der Mensch nur gesund bleibt, wenn er sich im inneren Gleichgewicht aller Kräfte befindet. Im Gegensatz zur westlichen Medizin beschränkt sich Ayurveda nicht nur darauf, Krankheiten zu behandeln oder zu heilen, sondern das vorrangige Ziel ist es, durch gesunde Lebensführung die Selbstheilungskräfte des Körpers zu aktivieren.

Hierbei ist der Mensch nicht nur passives Objekt, sondern er wird selbst aktiv in der Behandlung tätig. Der Mensch wird dabei stets in seiner Ganzheitlichkeit gesehen und als individueller Bestandteil des Universums betrachtet.

Genau diese ganzheitliche Betrachtung des Menschen bedingt die zunehmende Popularität des Ayurveda auch im Westen gerade in einer Zeit, in der immer mehr Menschen von der Schulmedizin enttäuscht sind. Überdrüssig von der modernen Apparatemedizin wenden diese sich umfassenden, alternativen Behandlungsmethoden zu – allen Fortschritten der modernen Medizin zum Trotz.

Denn im Ayurveda wird die Sehnsucht des Menschen nach einer umfassenden Medizin gestillt und erfüllt, da bei dieser Heilkunst nicht nur das aktuelle Leiden oder das kranke Organ eines Menschen im Mittelpunkt steht, sondern der gesamte Zustand des Menschen genau betrachtet und geprüft wird, er in seiner Einzigartigkeit wahrgenommen und entsprechend behandelt wird. So gibt es im Ayurveda auch keine Standardtherapien, selbst bei exakt der gleichen Krankheit wird immer unterschiedlich und individuell behandelt.

Von besonderer Bedeutung ist hierbei die individuelle Konstitution des Menschen, die bei der Behandlung in ihr natürliches Gleichgewicht gebracht werden soll. So besagt die Lehre des Ayurveda, dass nur ein Leben gemäß der eigenen Konstitution die Gesundheit bewahren oder wiederherstellen kann. Entsprechend muss bei jeder Therapie auch die persönliche Lebensweise überdacht werden, hierbei werden nicht nur medizinische Aspekte, sondern alle Bereiche des Lebens, auf den Prüfstand gestellt.

Am Anfang jeder Behandlung stehen Reinigungs-maßnahmen, die den Körper von Schlacken, Umweltgiften sowie seelischem Ballast befreien sollen. Dazu gehören wohltuende Massagen und Ölbehandlungen, weiter stehen Entspannungstechniken wie Meditation und Yoga auf dem Plan. Eine ganz wichtige Rolle spielt weiter die Ernährung, die gemäß der jeweiligen Konstitution ermittelt wird.

Durch diese Maßnahmen wird der Mensch im Idealfall nicht nur von Krankheit und Leiden befreit, sondern er erlangt deutlich mehr Lebensqualität durch neu gewonnene seelische und körperliche Kraft, Ausgeglichenheit und Vitalität.

Der Ursprung vom Ayurveda findet sich in der vedischen Hochkultur Altindiens. Das genaue Alter des Ayurvedas ist unbekannt, die ältesten bekannten schriftlichen Aufzeichnungen sind etwa 3000 Jahre alt. Man geht jedoch davon aus, dass die Wurzeln der mündlichen Überlieferungen noch viel weiter in die Vergangenheit zurückreichen.

Ayurveda ist eine Kombination von Erfahrungswerten und Philosophie, die sich auf die für die menschliche Gesundheit und Krankheit wichtige physische, mentale, emotionale und spirituelle Aspekte konzentriert. In Asien, insbesondere in Indien, wird Ayurveda als Heilmethode auch wissenschaftlich an Universitäten gelehrt und ist bei der Bevölkerung vollständig akzeptiert und anerkannt.

Das Studium der Ayurveda-Medizin dauert wie das schulmedizinische Studium mindestens fünfeinhalb Jahre. Die Unterrichtssprache ist Englisch und Sanskrit. In Krankenhäusern arbeiten Schulmediziner und ayurvedische Ärzte zum Nutzen des Patienten Hand in Hand miteinander. Die erfahrensten Ayurveda-Ärzte praktizieren in Kerala, der Heimat des Ayurveda. Kerala ist ein Küstenstaat im Südwesten von Indien, unzählige Inder sowie Menschen aus der ganzen Welt pilgern nach Kerala, um Linderung für ihre Leiden zu erfahren.

So wird ersichtlich, dass authentisches Ayurveda viel mehr ist als eine kurzlebige Modeerscheinung, sondern eine große Bereicherung für alle Menschen, die in psychischer und physischer Harmonie leben wollen.

Diagnose und Behandlung

Die Stärke der ayurvedischen Medizin ist es, den Menschen in seiner Individualität zu erkennen und auch entsprechend zu behandeln. Man geht in der ayurvedischen Philosophie davon aus, dass jeder Mensch von Geburt an ein bestimmtes Pakriti besitzt – Pakriti kann man als den persönlichen Bauplan eines Menschen ansehen oder auch als sein individuelles Wesen. Das Pakriti ist bereits bei der Empfängnis festgelegt. Es ist bestimmt durch die jeweiligen Gene der Eltern sowie deren geistigen und körperlichen Zustand bei der Zeugung. Das Pakriti ist bei jedem Menschen einzigartig, ein Pakriti gleicht niemals dem anderen. Es bestimmt unsere gesamte Persönlichkeit und Individualität. Gesundheit wird als Harmonie des individuellen Pakriti und als ausgeglichene physische und psychische Konstitution angesehen. Krankheit entsteht durch eine Disharmonie der individuellen Konstitution, es gilt daher, diese wieder in Balance zu bringen.

Eine Disharmonie in der Konstitution kann bspw. durch ungesunde Ernährung, einen unpassenden Lebensstil, mangelnde Bewegung, Stress, Überforderung, ungünstige klimatische Verhältnisse oder eine Anreicherung von Umweltgiften, Schlacken, Toxinen und Säuren im Körper entstehen.

Auch seelische Traumata, belastendende Erlebnisse und eine ungünstige genetische Disposition können das Gleichgewicht im Körper stören. Der unnatürliche Zustand des Körpers, bei dem die individuelle Konstitution aus den Fugen geraten ist, wird als Vikriti bezeichnet. In der ayurvedischen Medizin ist es außerordentlich wichtig, den Auslöser für eine Erkrankung zu kennen. Während in der Schulmedizin die Krankheit häufig nur symptomatisch behandelt wird, der auslösende Faktor für die Behandlung einer Erkrankung aber nur eine untergeordnete Rolle spielt, ist es für den ayurvedischen Therapeuten von großer Bedeutung, herauszufinden, was die Erkrankung ausgelöst hat.

So wird der Patient nach seinen Lebensgewohnheiten gefragt, nach seiner Ernährung, nach seinem Tagesablauf, nach Vorerkrankungen und nach seinem aktuellen Gesundheitszustand – so kann der ayurvedische Arzt sich ein genaues Bild von seinem Patienten und dessen Konstitution machen.

Bei der Befragung geht der ayurvedische Arzt idealerweise sehr empathisch vor – er hört dem Patienten zu, fühlt mit ihm, hat Verständnis für ihn. Der ayurvedische Therapeut sieht den Menschen als Ganzes, an erster Stelle steht der Mensch, dann erst die Krankheit.

Durch die Befragungen erkennt der geschulte ayurvedische Arzt auch schnell, inwieweit die aktuelle Konstitution des Patienten von dessen ursprünglicher Konstitution abweicht – hieraus leitet sich dann auch die für den Klienten geeignete Therapie ab. Die Therapie beginnt also mit einer richtigen und ausführlichen Diagnose und Bestandsaufnahme. Im Ayurveda sagt man deshalb auch, dass die richtige Diagnose die beste Therapie ist.

Hierbei ist zu beachten, dass es in der ayurvedischen Medizin keinen für alle Menschen gültigen Gesundheitsbegriff gibt. Da jeder Mensch eine individuelle Konstitution besitzt, können auch nicht für alle Menschen die gleichen Regeln betreffend Ernährung, Bewegung und Lebensweise gelten.

Die Diagnose wird stets am gesamten Patienten durchgeführt – d. h. der ganze Mensch wird genau betrachtet und untersucht, nicht nur das erkrankte Organ.

Zur ayurvedischen Diagnose gehören z. B. generell eine gründliche körperliche Untersuchung, Puls- und Urinuntersuchungen sowie eine Prüfung von Zunge und Augen, unabhängig davon, in welchem Bereich die Beschwerden vorliegen.

Dies dient nicht nur der Diagnosefindung, sondern auch dazu, die individuelle Konstitution, also das Verhältnis der Doshas zueinander, zu ermitteln.

Mit Hilfe dieser Information wird die für den Patienten angezeigte Therapie bestimmt.

Die Behandlung umfasst das Vermeiden ursächlicher Faktoren, die für das fehlende Gleichgewicht der Doshas verantwortlich sind. Normalerweise besteht die Behandlung aus einer speziellen Ernährung, manueller Therapie, einer vorgeschriebenen Tagesroutine und der Gabe bestimmter Medikamente.

Im Ayurveda ist die individuelle Ernährung der Hauptpfeiler der Therapie. Dafür gibt es zwei Gründe: Nur qualitativ hochwertige Nahrung kann vom Körper zu qualitativ hochwertigen Stoffen verstoffwechselt werden.

Das vorrangige Ziel der ayurvedischen Heilkunst ist dabei stets die Vermeidung von ernsthaften Erkrankungen, indem man versucht, den Auslöser der jeweiligen Erkrankung zu finden.

Deshalb ist es wichtig, bereits erste, unspezifische Anzeichen einer Erkrankung zu erkennen, um so den Boden für den weiteren Ausbruch der Krankheit entziehen zu können.

Dies geschieht v. a. durch die Bemühung um die für den jeweiligen Patienten richtige Ernährung und Lebensweise sowie das Ziel, ungesunde Gewohnheiten aufzugeben. Daneben gibt es eine Reihe von Behandlungen, die dem Körper dabei helfen sollen, das richtige Verhältnis der Doshas wieder zu erlangen.

Die Diagnose in der ayurvedischen Heilkunst ist eine Beschau mit allen Sinnen. Der ayurvedische Arzt sieht, hört, fühlt – er erfasst also den Patienten mit allen Sinnen. Zu den Routineuntersuchungen gehört die Inspektion (das Betrachten) des Patienten, woran sich in der Regel die Palpation (das Betasten mit den Fingern oder der Handfläche, um Konsistenz, Schmerzempfindlichkeit und Beweglichkeit der Organe zu überprüfen) anschließt. Auch die Auskultation (das Abhorchen, typischerweise mit dem Stethoskop) ist eine Standarduntersuchung. Die Beschaffenheit der Zunge gibt dem Arzt weiter Auskunft über etwaige Stoffwechselstörungen sowie über Störungen der Doshas.

Ferner verrät die Struktur der Augen viel über eine etwaige Disharmonie im Körper - je nachdem ob die Augen klein, eng oder groß sind, kann auf bestimmte Dosha-Störungen geschlossen werden. Auch die Stimme des Patienten fließt in die Untersuchung mit ein, hier spielt die Tonlage und der Klang derselben eine wichtige Rolle für die Beurteilung von Störungen der Konstitution. Die Gestalt des Patienten, seine Körperstruktur und sein Gang lassen ebenfalls Rückschlüsse auf die Balance im Menschen zu.

Bei der Berührung der Haut des Patienten prüft der Ayurveda-Spezialist, ob diese trocken, feucht, ölig, rau, fein, warm oder kalt ist. Denn auch die Beschaffenheit der Haut kann Kennzeichen für Ungleichgewichte im Körper sein. Von ganz fundamentaler Bedeutung ist die Pulsdiagnose. So weist der Puls stets stabile konstitutionelle Merkmale auf, daneben wird dieser aber auch durch körperliche und seelische Störungen beeinflusst.

Der Urin des Patienten spielt hinsichtlich der Häufigkeit, der Menge und der Farbe eine wichtige Rolle in der ayurvedischen Diagnostik. Der Stuhlgang dagegen gibt Auskunft über den Zustand der Doshas und der Körpergewebe, über das Verdauungsfeuer (Agni) und den Stoffwechsel sowie über etwaige Schlackenstoffe und Toxine.

Daneben prüft der geübte Ayurveda-Mediziner noch weitere Parameter wie die Beweglichkeit des Patienten, dessen Körperkraft, die Vitalität der Gewebe und Knochen, weiter den Körperbau, die Körpermaße und –proportionen. In die Untersuchung wird auch die Anpassungsfähigkeit des Patienten miteinbezogen, seine Wahrnehmungsfähigkeit, seine psychische Belastbarkeit und seine Altersstruktur. Um die besten Behandlungserfolge zu erzielen, arbeitet der ayurvedische Arzt integrativ mit der Schulmedizin zusammen. So erfolgen auch Laboruntersuchungen des Blutes und des Urins sowie apparative Untersuchungen (z. B. Ultraschall).

Hinweis

Bezüglich der im Folgenden gemachten Ausführungen darf der Leser darauf vertrauen, dass die Autorin große Sorgfalt darauf verwendet hat, dass die Angaben in diesem Buch dem neuesten Stand der Wissenschaft entsprechen. Die Erkenntnisse in der Medizin und Pharmazie sind jedoch niemals statisch, sondern unterliegen einem fortlaufenden Entwicklungsprozess. Alle Angaben können von daher immer nur dem aktuellen Wissensstand zum Zeitpunkt des Erscheinens des Buchs entsprechen.

Deshalb kann die Autorin für die gemachten Angaben und Empfehlungen keinerlei Verantwortung und Gewähr übernehmen. Die Durchführung der in diesem Buch empfohlenen Anwendungen erfolgt auf eigene Gefahr des Benutzers. Die Autorin übernimmt keine Haftung für Personen-, Sach- und Vermögensschäden aufgrund der Umsetzung der hier erteilten Ratschläge.

Die drei Doshas – Grundprinzipien des Lebens

Die ayurvedische Philosophie basiert auf den drei Doshas Vata, Pitta und Kapha. Die Doshas werden auch als Basis aller Lebensenergie angesehen. Gleichzeitig stellt die Dosha-Theorie die Grundlage für die individuelle Ayurveda-Behandlung dar. Die Doshas (wörtlich übersetzt bedeutet Dosha Fehler, Übel) sind die drei Grundkräfte des Lebens, sie kommen in jedem Lebewesen in unterschiedlicher Ausprägung vor. Das persönliche Verhältnis der Doshas ist schon bei der Geburt festgelegt, durch Fehlernährung, ein schlechtes soziales Umfeld oder belastende psychische Ereignisse kann die individuelle Dosha-Ausprägung aus dem Gleichgewicht geraten. Die Harmonie der Doshas untereinander ist jedoch entscheidend für die physische und psychische Gesundheit eines Menschen. Hierbei kann eines der Doshas von Geburt an stark überwiegen.

Erst wenn das Gleichgewicht der Doshas in Relation zur Konstitution verschoben ist, liegt ein krankhafter Zustand vor. Weiter entspringt nach ayurvedischer Philosophie alles, also auch jeder Mensch und jedes Tier – und damit auch alle Doshas - den fünf Elementen Erde, Wasser, Feuer, Luft und Äther. Nicht nur Lebewesen, sondern sogar das gesamte Universum, besteht aus diesen fünf Elementen.

Die drei Prinzipien des Lebens (die Doshas) kann man folgendermaßen charakterisieren:

- Vata (Luft, Äther): Das Bewegungsprinzip
- Pitta (Feuer und Wasser): Das Feuer- bzw. Stoffwechselprinzip
- Kapha (Erde und Wasser): Das Struktur-prinzip

In einem gesunden Organismus befinden sich die Energien in dem bei der Geburt bestimmten harmonischen Gleichgewicht, ansonsten können Störungen oder gar Krankheiten ausgelöst werden.

Nur selten gibt es Dosha-Konstitutionen mit nur einem charakteristischen Dosha. Die meisten Menschen werden von zwei Doshas bestimmt. Sind alle drei Doshas gleichermaßen ausgeprägt, spricht man von einer Tridosha-Konstitution. Um bei einer gestörten Dosha-Ausprägung die rechte Balance wiederherzustellen, werden bspw. bestimmte Ernährungsvorschriften, pflanzliche Arzneimittel, eine Änderung der Lebensweise sowie bestimmte Reinigungsverfahren (Panchakarma) verordnet. Wie das richtige Verhältnis der Doshas zueinander sein sollte, wird mitunter zusätzlich aus dem astrologischen Horoskop des Patienten (Prakriti-Analyse) abgeleitet. Die drei Doshas des Ayurveda sind am ehesten dynamischen Prinzipien vergleichbar, die den gesamten Energiehaushalt in einem lebenden Organismus regeln.

Die Tridosha-Theorie stellt die Grundlage des Ayurveda dar, aus der heraus alle normalen und abnormalen Funktionen und Aktivitäten im menschlichen Organismus verstanden werden müssen.

Vata (Luft, Äther): Das Bewegungsprinzip

Vata (Sanskrit: bewegen) ist das Prinzip der Bewegung, der dynamischen Kraft, die alles in Fluss bringt. Vata reguliert die Bewegungsabläufe im Körper, es ist verantwortlich für Bewegung und Aktivität. Weiter ist es essentiell für den Körperbau und alle Gewebestrukturen. Vata ist zuständig für die Weiterleitung von Impulsen, ferner für die Bewegung von Herz, Lunge, Magen und Darm. Vata ist entscheidend für die Zellteilung und Differenzierung der Organe. Vata ist ferner treibende Kraft bei allen körperlichen und mentalen Aktivitäten. Das Prinzip Luft steht ferner für Veränderung. Vata-Typen sind oft sehr groß oder sehr klein. Sie sind meist eher schlank und schmächtig und nehmen nicht zu. Die Haut und die Haare sind oft trocken, das Gesicht ist länglich, die Augen sind oft klein.

Vata-Typen frieren oft, besonders an den Händen und Füßen, deshalb haben diese meist eine Abneigung gegen kaltes und windiges Wetter. Vata-Typen sind künstlerisch veranlagt, begeisterungsfähig, sensibel. Man sagt ihnen eine schnelle Auffassungsgabe nach. Sie lieben Abwechslung, haben viele Ideen, bringen aber Dinge oft nicht zu Ende. Generell können sie gesetzte Ziele oft nicht ein- und durchhalten.

Sie sind vielfach hektisch, nervös und sprunghaft. Sie sind häufig wechselhafte Wesen mit unregelmäßiger Lebensführung, weshalb sie auch oft eine ausgesprochene Reiselust haben. Vata-Typen leiden häufig unter Verdauungsstörungen und Obstipation. Daher wird Vata-Typen regelmäßiges Essen mit warmen und nährenden Mahlzeiten empfohlen.

Pitta (Feuer und Wasser): Das Feuer- bzw. Stoffwechselprinzip

Pitta (Sanskrit: erwärmen) ist das Prinzip der metabolischen und biochemischen Aktivitäten sowie der Stoffwechselprozesse. Pitta bildet Körpergewebe, ist weiter für die Körpertemperatur und die Sehkraft zuständig. Pitta-Typen haben ein starkes Verdauungsfeuer und neigen deshalb oft zu Heißhunger, sie vertragen kalte und warme Speisen. Pitta-Typen sind häufig muskulös und von mittelschwerem Körperbau, sie haben eine hohe Verdauungs- und Stoffwechselaktivität. Pitta-Typen zeichnen sich durch mittlere Auffassungsgabe und ein durchschnittliches Gedächtnis aus.

Sie sind oft gute Redner und geben Erlerntes systematisch weiter. Weitere Eigenschaften sind Mut, Durchsetzungsvermögen, Ehrgeiz, Leidenschaft, Intellekt, Klarheit der Gedanken, Tapferkeit, Hang zum Perfektionismus und Heiterkeit.

Jedoch neigen sie auch häufig zu Ärgerlichkeit, Hast und Ungeduld. Sie lieben kalte Speisen und Getränke. Am liebsten halten sie sich am Meer oder in den Bergen auf. Körperliche Betätigung ist für Pitta-Typen wichtig.

Kapha (Erde und Wasser): Das Strukturprinzip

Kapha (Sankskrit: zusammenhalten) steht für die biologische Stärke des Körpers, weiter für die Regulation der Körperflüssigkeiten und das Zusammenhalten von Körperstrukturen und Gelenken. Kapha steht auch für statische Energie und Trägheit, diese verleiht dem Körper Festigkeit, Stabilität und Stärke. Kapha-Typen neigen zu geringem Hungergefühl, zu langsamer Verdauung sowie niedrigem Grundumsatz, weshalb sie bei unzureichender Bewegung zu Übergewicht tendieren. Weiter ist der Schlaf bei Kapha-Typen oft tief und lang, die Haut glatt und fettig, das Haar eher kräftig. Kapha-Typen zeichnen sich durch Verlässlichkeit, Geduld und Ausdauer aus, weiter durch Seelenstärke, Liebenswürdigkeit und Bedürfnislosigkeit.

Sie sind geistig aktiv und haben ein gutes Langzeitgedächtnis. Sie gehen die Dinge oft langsam und bedächtig, aber methodisch und geplant an. Sie sind ruhige und beständige Persönlichkeiten, die zu ihrem Wort stehen. Weiter neigen sie oft zu Melancholie. Sie sind sehr überlegt, bedacht, aber auch lethargisch. Oft sind sie der sprichwörtliche Fels in der Brandung.

Es gibt zahlreiche Tests im Internet, nach denen man die individuelle Konstitution ermitteln kann. Solche Tests können Tendenzen aufzeigen, aber keine professionelle Diagnose ersetzen. Zur professionellen Diagnose durch einen Ayurveda-Arzt gehört neben der Anamnese auch die Pulsdiagnose, das Betrachten des Körperbaus, der Zunge, der Augen usw.

Panchakarma - Reinigungs- und Entgiftungstechniken im Ayurveda

„Wie ein Schwamm Wasser aufsaugt, so werden Verunreinigungen durch die Verfahren des Panchakarma mühelos aus dem Körper ausgeschieden."
(Charaka Samhita, ayurvedisches Lehrbuch)

Panchakarma ist im Ayurveda die wichtigste Phase zur Wiederherstellung der Lebensenergie, vorausgehend sind vorbereitende, mobilisierende Anwendungen (Purva-Karma). Im Anschluss an die Panchakarma-Kur folgt eine Stabilisierungsphase (Paschat-Karma). Eine gründliche Reinigung und Entgiftung des Körpers ist im Ayurveda Voraussetzung für tiefer greifende Heilungsprozesse.

Ende der Leseprobe

Qualität &Kompetenz
im Zeichen des Mörsers
von Ihrer Apothekerin

Dr. Angela Fetzner

 100